Vijay Kumar
Shweta Verma
Sonica Purewal

Um Guia Prático para Restaurações de Extremidade de Raiz

Vijay Kumar
Shweta Verma
Sonica Purewal

Um Guia Prático para Restaurações de Extremidade de Raiz

ScienciaScripts

Imprint

Any brand names and product names mentioned in this book are subject to trademark, brand or patent protection and are trademarks or registered trademarks of their respective holders. The use of brand names, product names, common names, trade names, product descriptions etc. even without a particular marking in this work is in no way to be construed to mean that such names may be regarded as unrestricted in respect of trademark and brand protection legislation and could thus be used by anyone.

Cover image: www.ingimage.com

This book is a translation from the original published under ISBN 978-620-2-07477-3.

Publisher:
Sciencia Scripts
is a trademark of
Dodo Books Indian Ocean Ltd. and OmniScriptum S.R.L publishing group

120 High Road, East Finchley, London, N2 9ED, United Kingdom
Str. Armeneasca 28/1, office 1, Chisinau MD-2012, Republic of Moldova, Europe
Printed at: see last page
ISBN: 978-620-7-89862-6

Copyright © Vijay Kumar, Shweta Verma, Sonica Purewal
Copyright © 2024 Dodo Books Indian Ocean Ltd. and OmniScriptum S.R.L publishing group

ÍNDICE

CAPÍTULO 1. INTRODUÇÃO

A saga das restaurações de extremidades radiculares evoluiu muito ao longo da história. O objetivo da terapia endodôntica é a eliminação das bactérias do sistema de canais radiculares e o subsequente estabelecimento de uma barreira eficaz para impedir a passagem de microrganismos ou dos seus produtos para os tecidos periapicais, proporcionando assim uma vedação hermética de todas as vias de comunicação entre os tecidos pulpares e perirradiculares. O tratamento endodôntico convencional tem-se revelado bem sucedido em cerca de 90% dos casos.[1]

Se o tratamento endodôntico convencional falhar, está indicado o retratamento do dente. Embora a maioria dos retratamentos tenha resultados positivos, a complexidade do sistema de canais radiculares, a instrumentação inadequada, a obturação incorrecta e a presença de barreiras físicas podem levar ao fracasso do retratamento não cirúrgico. Nestes casos, a terapia endodôntica cirúrgica torna-se o padrão de ouro.[2]

A cirurgia endodôntica envolve a remoção cirúrgica dos tecidos patológicos da área periapical, a ressecção da extremidade da raiz, a preparação apical do canal radicular e, em seguida, a obturação retrógrada ou da extremidade da raiz do canal radicular ressecado.

A terapia endodôntica cirúrgica proporciona uma obturação tridimensional do espaço radicular que sela o sistema de canais radiculares apicalmente, coronalmente e lateralmente e, em alternativa, obtém-se uma selagem estanque que é essencial para o sucesso a longo prazo do tratamento endodôntico.[3]

O principal objetivo da cirurgia endodôntica apical é evitar a fuga bacteriana do sistema de canais radiculares para os tecidos perirradiculares através da colocação de uma obturação apertada da extremidade radicular após a ressecção da extremidade radicular.[4]

A preparação da extremidade radicular e a obturação da extremidade radicular é um procedimento de selagem da extensão apical do sistema de canais radiculares através da preparação da cavidade na extremidade radicular ressecada e da colocação de um material de restauração inerte e não tóxico para a selagem tridimensional completa.

A preparação da raiz ressecada para melhorar a selagem do sistema de canais radiculares é um procedimento multifásico, que consiste no controlo da hemorragia, no isolamento da raiz e na preparação da extremidade da raiz para receber o material de obturação.[5] O principal passo na cirurgia endodôntica é identificar possíveis áreas de fuga na face cortada da raiz e, subsequentemente, assegurar uma obturação adequada da extremidade da raiz. Só uma obturação apical firme e persistente permitirá a cicatrização periapical com um bom prognóstico a longo prazo.[4]

Ao contrário dos materiais de obturação de canais radiculares ortógrados, os materiais de obturação de extremidades radiculares são colocados em contacto direto com os tecidos periapicais vitais. A resposta dos tecidos a estes materiais torna-se, portanto, muito importante e pode influenciar o resultado do tratamento endodôntico cirúrgico. A deposição de cemento na superfície de corte é considerada uma resposta de cicatrização desejada e um pré-requisito para a reforma de uma ligação periodontal funcional.[6]

A escolha do material de obturação do alvéolo radicular é um dos factores mais importantes para o sucesso do tratamento endodôntico cirúrgico, uma vez que a maioria dos insucessos endodônticos ocorre em resultado da fuga de irritantes e micróbios dos canais radiculares infectados. Por isso, o material de obturação da extremidade radicular deve proporcionar um selamento apical adequado.

Ao longo dos anos, tem sido sugerida uma infinidade de materiais restauradores e endodônticos para a obturação das extremidades radiculares, mas ainda não foi encontrado nenhum material que cumpra todas ou a maioria das propriedades de um material de obturação retrógrada ideal. De acordo com Gartner & Dorn, um material ideal para selar as cavidades da extremidade radicular deve impedir a fuga de microrganismos e seus subprodutos para os tecidos perirradiculares. Deve também ser não tóxico, não cancerígeno e biocompatível com os tecidos do hospedeiro. Além disso, deve ser insolúvel nos fluidos tecidulares e dimensionalmente estável. A presença de humidade não deve afetar a sua capacidade de selagem. Para efeitos práticos, deve também ser fácil de utilizar e ser radiopaco para ser reconhecido nas radiografias.[7]

Ao longo dos anos, têm sido sugeridos inúmeros materiais para a obturação da extremidade radicular, incluindo amálgama, cimento de óxido de zinco eugenol (ZOE) (simples ou reforçado), ácido etoxibenzóico (EBA) e cimento Super EBA, cimento de policarboxilato, cimento de ionómero de vidro (GIC), guta-percha (GP, polido ou injetável), resina composta, cola de cianoacrilato, Teflon, folha de ouro, parafusos de titânio, Cavit e vários materiais recentemente introduzidos. Infelizmente, ainda não foi encontrado o material de obturação retrógrada ideal.[6]

Estão a ser investigados vários materiais novos para este fim, por exemplo, o material de reparação radicular Endosequence, massa e pasta; bioagregado; massa biocerâmica iRoot plus; material de preenchimento final NovelRoot; nanocompósito polimérico, etc.[6]

Estes materiais têm algumas vantagens e algumas desvantagens que serão discutidas nos próximos capítulos.

REFERÊNCIAS

1. Gilheany P, Figdor D e Tyas M. Permeabilidade da dentina apical e microinfiltração associadas à ressecção da extremidade da raiz e à obturação retrógrada. JOE vol. 20, no. 1, janeiro de 1994

2. Rajbhandari S, Pradhan B. Avaliação da capacidade de selamento de três materiais de obturação de extremidades radiculares. Revista de Ortodontia do Nepal, vol. 5, n.º 1, junho de 2015

3. Ingle I, Taintor J. Endodontics 3rd ed. Philadelphia: Lea and Febiger 1985; 27-50

4. Arx T. Cirurgia apical: Uma revisão das técnicas actuais e dos resultados. The Saudi Dental Journal 2011; 9-15

5. NaikR, Prasanth D. Técnicas de preparação da extremidade da raiz para uma cirurgia peri-radicular bem sucedida: Uma revisão da literatura. IJADS 2016;2(2): 06-10

6. Saxena P, Gupta S, Newaskar V. Biocompatibilidade de materiais de obturação de extremidades radiculares: atualização recente. RDE, junho de 2013

7. Torabinejad M, PittfordT. Materiais de obturação da extremidade radicular: Uma revisão. Endod Dent Traumatol 1996; 12: 161-178

CAPÍTULO 2. HISTÓRIA DAS RESTAURAÇÕES RADICULARES

O objetivo de uma obturação da extremidade radicular é duplo: evitar que os microrganismos voltem a entrar no sistema de canais radiculares e isolar quaisquer microrganismos que possam permanecer no interior do dente dos nutrientes dos fluidos dos tecidos. Uma vez concluída a ressecção e a preparação da extremidade radicular, é inserido um material de obturação adequado na cavidade da extremidade radicular para obter uma vedação hermética total. Foi experimentada uma grande variedade de métodos e materiais para a restauração da extremidade radicular.

• Em meados do século XVIIIth - Pfaff e Berdmore efectuaram a ressecção da extremidade radicular e realizaram restaurações da extremidade radicular com cera, chumbo ou ouro.

• Em 1880 - Brophy relatou uma ressecção da extremidade da raiz com obturação imediata do canal radicular e foi fornecido o controlo da obturação apical.

• Em 1881 - Claude Martin foi o pai e o inventor da ressecção da extremidade radicular em 1881. Ele descreveu a utilização desta técnica para tratar dentes com tractos sinusais drenantes.

• Em 1884 - Farrar recomendou a ressecção das extremidades radiculares, tratando os abcessos alveolares passando uma broca através das gengivas e do osso e atingindo as extremidades radiculares, que eram então ressecadas em conformidade.

• Em 1884, Farrar relatou pela primeira vez a colocação de uma obturação de amálgama na extremidade da raiz antes da ressecção.

• Em 1886 - G.V. Black recomendou a amputação do ápice da raiz de qualquer dente no caso de abcessos há muito negligenciados.

• Em 1892 - Ottolengui apresentou uma técnica sucinta para a obturação imediata do canal radicular seguida da ressecção do ápice radicular.

• Em 1897 - Rhein utilizou amálgama para selar o canal pulpar após a ressecção completa da raiz.

• Em 1893-1900 - Carl Partisch propôs a "Wurzelspitzenresection", ou seja, a ressecção da extremidade da raiz sob "Chloroformnarkose", ou seja, sob clorofórmio. Para o efeito, utilizou uma incisão vertical com a técnica de empacotamento com iodofórmio. Ressecção da raiz - remoção completa da raiz ou ressecção da raiz.

• Em 1912 - Faulhaber e Neumann utilizaram amálgama para obturação de canais radiculares

de extremidades de raízes ressecadas.

• Em 1916-1919 - Lucas, numa série de artigos, indicou que primeiro polia a extremidade da raiz ressecada, depois preparava uma cavidade auto-retentiva com uma pequena broca na extremidade da raiz para a colocação de amálgama.

- Em 1917, Ivy e Howe recomendaram a selagem dos túbulos apicais ressecados com nitrato de prata.

- Em 1919 - Garvin exaltava a utilização de obturações de amálgama na extremidade da raiz.

- Em 1924 - Blayney e Wach publicaram um artigo sobre um estudo que realizaram para provar que a deposição de novo cemento e a cicatrização periodontal eram possíveis na superfície da dentina ressecada.

- Em 1935 - Fernando Gracia indicou pela primeira vez a utilização do óxido de zinco eugenol.

- Em 1935 - Ross mostrou preocupação com as extremidades anguladas e ressecadas das raízes que levavam à exposição dos túbulos dentinários.

- Em 1939 - Castenfeldt publicou um artigo sobre obturação de extremidades radiculares, recomendando um selamento total com amálgama, removendo todos os túbulos dentinários na superfície radicular ressecada. Um bisel foi cortado na dentina desde o orifício do canal até à junção cementária.

- Em 1941 - Herbert recomendou o fosfato de zinco misturado com timol em pó como material de obturação da extremidade radicular após a ressecção da extremidade radicular

- Em 1946, Sommers apresentou uma técnica de preenchimento da extremidade da raiz com um cone de prata. O cone era inserido no canal na extremidade da raiz ressecada, batido no local com um cinzel, cortado e alisado ou polido.

- Entre 1941 e 1950, Cyrus Jones, de Nova Iorque, recomendou a obturação do canal radicular numa visita, seguida de curetagem cirúrgica. Também utilizava clorofórmio no ápice para amolecer e dissolver o excesso de guta-percha, criando uma união perfeita.

- A amálgama foi o material de eleição entre os dentistas de todo o mundo nas sete décadas seguintes. É o material de retro-obturação mais amplamente utilizado nas últimas sete décadas, mas um dos primeiros relatos da sua colocação como obturação da extremidade da raiz após a ressecção é atribuído a

Farrar (1884).

- Mais tarde, em 1958, Messing introduziu a pistola Messing, que é utilizada por rotina para a colocação de amálgama na extremidade da raiz. Em 1943, foi formada a Associação Americana de Endodontistas. O ano de 1950 assistiu ao desenvolvimento da microcirurgia e os microscópios ópticos digitais foram inventados na década de 1960.

• Em 1959, Omnell publicou um relato de caso identificando a presença de um precipitado eletrolítico de carbonato de zinco adjacente a uma obturação de amálgama. Foi considerado inflamatório devido à reabsorção do osso adjacente.

• No entanto, os relatórios das décadas de 1960, 1970 e 1980 continuaram a recomendar a utilização de lâminas de ouro devido à facilidade de manipulação, à suavidade da superfície de adaptação marginal e à biocompatibilidade dos tecidos.

• Em 1978 - Oynick e Oynick sugeriram a utilização do Super EBA como material de obturação de extremidades radiculares.

• Em 1982 - Abdal e Retief, no seu estudo, observaram que a guta-percha selada a quente proporciona uma melhor vedação em comparação com a amálgama, o IRM e o Super EBA.

• Em 1984 - Retroplast, sistema de resina composta de ligação à dentina, foi desenvolvido como material de obturação de extremidades radiculares.

• Na segunda metade do século XX, a razão e a racionalidade foram trazidas para a endodontia cirúrgica com o extenso tratado sobre endodontia cirúrgica de Jorgen Rud, Jens Andreasen e JE Moller-Jensen. Os seus estudos fomentaram a utilização de materiais de obturação alternativos para as extremidades radiculares que favoreciam a regeneração dos tecidos.

• Mais tarde, o agregado de trióxido mineral, MTA cinzento, foi descoberto e utilizado por Mahmoud Torabinejad em 1993 na Califórnia.

• Em 1994, Pittford et al. demonstraram que a utilização de IRM como material de obturação da extremidade radicular aumentava a taxa de sucesso.

• Em 1996, Trope et al, num estudo histológico, confirmaram a boa resposta dos tecidos à ABE e à IRM.

• Em 2002 - O MTA branco foi desenvolvido devido à descoloração

potencial do MTA cinzento.

• Em 2005 - Baek et al. (10) compararam as respostas dos tecidos periapicais e a regeneração do cemento em resposta a três materiais de obturação de extremidades radiculares amplamente utilizados, amálgama, Super EBA e Agregado de Trióxido Mineral (MTA) e descobriram que o Super EBA era superior à amálgama como material de obturação de extremidades radiculares.

• Em 2010 - Biodentine, um material à base de silicato de cálcio, foi introduzido como substituto de dentina pela septodont.

REFERÊNCIAS

1. Mustafa. M. ADOH, Vol 3, Issue 5, Dec 2016

2. Endodontia de Ingle 6, 67

3. Papancheva .T, Panov. V. Materiais de obturação da extremidade radicular - Revisão. ScriptaScientificaMedicinaeDentalis, vol 1, 2015, 9-15

4. Vasudev .SK et al. Root end filling materials-A Review Endodontology, Vol. 15, 2003

5. Cohen's pathways of the pulp, 11th edition

CAPÍTULO 3. FUNDAMENTOS DAS RESTAURAÇÕES DE EXTREMIDADES RADICULARES

O cerne da endodontia gira em torno da manipulação e obturação eficientes e eficazes do terço apical do canal radicular, uma vez que alberga uma enorme quantidade de microrganismos. Esta parte do sistema de canais radiculares é a mais difícil de limpar e selar devido às suas variações anatómicas, como a presença de canais acessórios, canais laterais, ramificações, delta apical, áreas de reabsorção, etc., pelo que a área da extremidade da raiz desempenha um papel importante no sucesso da terapia endodôntica.

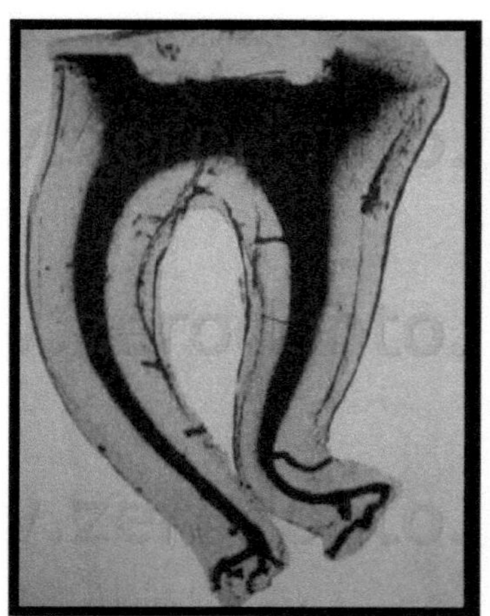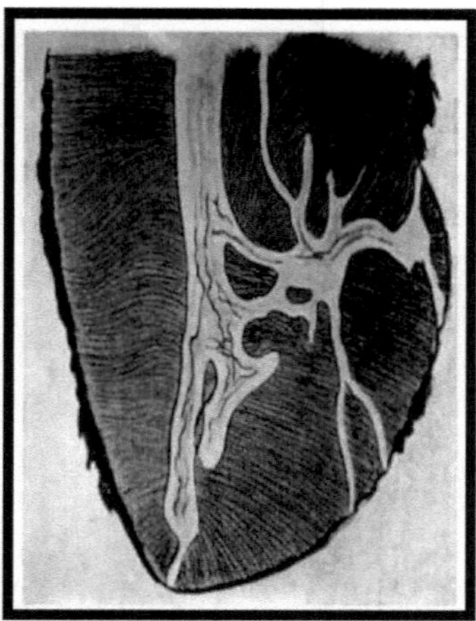

Fig.1. Anatomia do canal radicular, a. Canais acessórios, b. Formação do delta apical

A eliminação completa das bactérias e uma vedação estanque aos fluidos são alguns dos factores mais importantes necessários para um tratamento endodôntico bem sucedido. Embora os procedimentos endodônticos não cirúrgicos tenham demonstrado ser bem sucedidos, por vezes ocorrem falhas. A terapia cirúrgica do canal radicular é frequentemente o tratamento indicado quando o retratamento não cirúrgico falhou ou não pode ser efectuado. É frequentemente um último recurso para manter cirurgicamente um dente com uma lesão periapical que não pode ser tratada com o retratamento endodôntico convencional. Consiste na ressecção da extremidade da raiz, na preparação e depois na restauração. A terapia cirúrgica do canal radicular é efectuada para evitar a fuga de bactérias do sistema de canais radiculares para a área perirradicular, colocando a restauração na extremidade da raiz após a conclusão do procedimento de ressecção e preparação da extremidade da raiz.

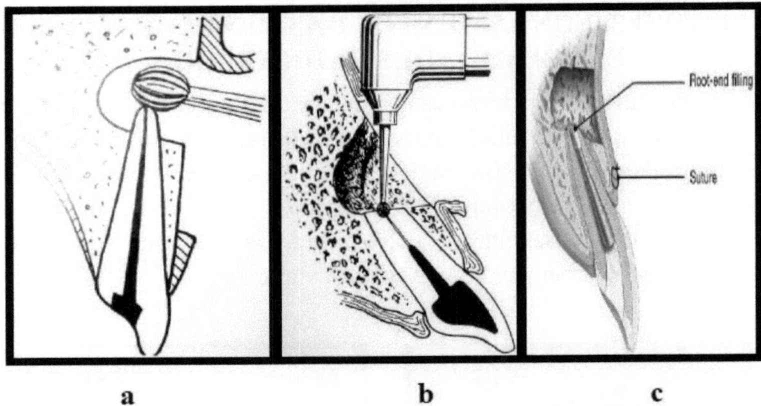

a   b   c

Fig.2. Cirurgia endodôntica, a. Ressecção da extremidade da raiz, b. Preparação da extremidade da raiz, c. Restauração da extremidade da raiz

A gestão da extremidade da raiz ressecada durante a cirurgia perirradicular é crucial para um resultado de tratamento bem-sucedido. A porção do ápice da raiz que é inacessível à instrumentação e, como consequência, não pode ser limpa, moldada ou preenchida, ou está associada a uma infeção extrarradicular que não responde ao tratamento não cirúrgico, é removida.[1] A ressecção da extremidade da raiz é indicada por várias razões. A remoção do ápice da raiz ajudará a eliminar variações anatómicas, defeitos de reabsorção, saliências, defeitos de perfuração, obstruções do canal e instrumentos separados que possam estar nesta área da raiz.[2]

O passo seguinte é a preparação da extremidade radicular; é um passo crucial no estabelecimento do selamento apical. O objetivo é criar uma cavidade na extremidade radicular ressecada que seja dimensionalmente suficiente para a colocação do material de preenchimento da extremidade radicular e, ao mesmo tempo, evitar danos desnecessários nas estruturas da extremidade radicular.[3]

Esta cavidade preparada cria um espaço no qual pode ser colocada uma restauração da extremidade da raiz e o objetivo da restauração é estabelecer uma vedação entre o espaço do canal radicular e os tecidos perirradiculares.

Um material de obturação é então colocado numa cavidade preparada da extremidade da raiz como um "selo físico" para impedir a passagem de microrganismos ou dos seus produtos do sistema de canais radiculares para os tecidos perirradiculares adjacentes.

A colocação de uma obturação da extremidade radicular é um dos passos fundamentais na gestão da extremidade radicular. A resposta de cicatrização ideal após a cirurgia perirradicular é o restabelecimento de um aparelho de fixação apical e a reparação óssea. No entanto, o exame histológico de amostras de biópsia revela três tipos de resposta tecidular: cicatrização com reformação do ligamento periodontal; cicatrização

10

com tecido fibroso (cicatriz); e inflamação moderada a grave ı sem tecido cicatricial.

A restauração da extremidade da raiz é colocada diretamente em contacto com os tecidos perirradiculares e a deposição de cemento na superfície da raiz ressecada é considerada como uma resposta de cicatrização desejada. A ressecção da extremidade da raiz resulta numa face dentinária exposta que é rodeada perifericamente por cemento com um canal radicular no meio. A deposição de cimento ocorre a partir da circunferência da extremidade da raiz e prossegue centralmente em direção ao canal radicular ressecado. O cemento proporciona um "selamento biológico" para além do "selamento físico" da obturação da extremidade radicular, criando assim um "selamento duplo".[4]

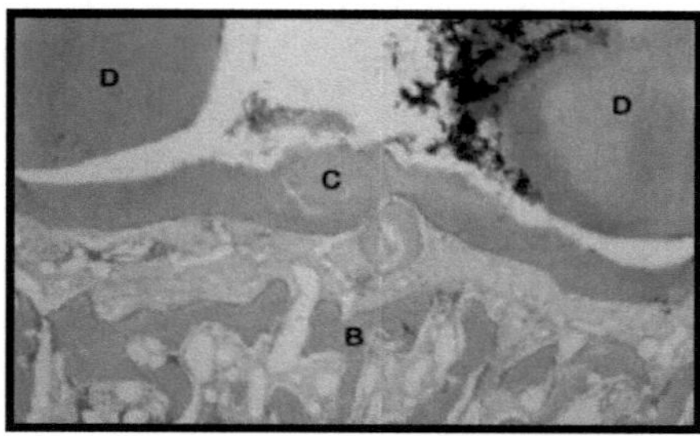

Fig.3. Extremidade da raiz preenchida com Agregado de Trióxido Mineral. O novo cemento (C) cresceu sobre a extremidade da raiz cortada e o material de preenchimento da extremidade da raiz. Não existe inflamação no tecido conjuntivo adjacente; dentina (D) e osso (B).

Requisitos ideais para um material de obturação de extremidades de raízes

Os materiais de obturação do alvéolo radicular devem ter os seguintes requisitos para o êxito do tratamento. O material deve [1,5,6]

• Aderem ou adaptam-se ao tecido dentário e "selam" tridimensionalmente a extremidade da raiz.

• Evitar a fuga de microrganismos e dos seus produtos para os tecidos perirradiculares.

• Não promover, e de preferência inibir, o crescimento de microrganismos patogénicos.

• Ser anticariogénico, bactericida ou bacteriostático.

• Ser dimensionalmente estáveis e não serem afectados pela humidade, quer no estado definido quer no estado não definido.

• Ser biocompatível, bem tolerado pelos tecidos perirradiculares, sem reacções inflamatórias.

• Estimular a regeneração do periodonto normal.

- Ser não tóxico e não cancerígeno, tanto a nível local como sistémico.

- Ser electroquimicamente estável e não corroer.

- Estimular a cementogénese.

- Não manchar o dente ou os tecidos perirradiculares circundantes.

- Ser facilmente distinguíveis em radiografias.

- Ser fácil de manipular e ter um prazo de validade longo.

Embora se afirme, pelo menos em teoria, a formação de "um duplo selamento" após a cirurgia perirradicular, incorporando uma cobertura física e biológica sobre a extremidade radicular ressecada, nenhum material de obturação atual pode proporcionar um "selamento físico" perfeito.[4] No entanto, o tratamento endodôntico cirúrgico da extremidade da raiz pode resultar em resultados bem-sucedidos, o que sugere que um "selamento apical" impermeável pode não ser um pré-requisito absoluto para um resultado bem-sucedido.[1]

REFERÊNCIAS

1. Chong B, Ford T. Materiais de obturação de extremidades radiculares: racionalidade e resposta dos tecidos. Tópicos de Endodontia 2005, 11, 114-130

2. Endodontia de Ingle 6, 1252

3. Cohen's pathways of the pulp, 11th edition, pg no.414

4. Saxena P, Gupta S, Newaskar V. Biocompatibilidade de materiais de obturação de extremidades radiculares: atualização recente. RDE, junho de 2013

5. Vasudev SK et al. Root end filling materials - A review Endodontology, Vol. 15, 2003

6. Papancheva T, Panov V. Materiais de obturação de extremidades radiculares - Revisão. ScriptaScientificaMedicinaeDentalis, vol. 1, no.1, 2015, 9-15

CAPÍTULO 4. PROCEDIMENTO E ARMAMENTÁRIO PARA RESTAURAÇÕES DE EXTREMIDADES RADICULARES

A restauração da extremidade da raiz é efectuada durante a cirurgia perirradicular, ou seja, a ressecção e a preparação do ápice da raiz. O objetivo da cirurgia perirradicular é a manutenção cirúrgica de um dente que tem uma lesão endodôntica que não pode ser resolvida por um novo tratamento endodôntico convencional. Este objetivo deve ser alcançado através da ressecção da extremidade da raiz, da preparação da cavidade da extremidade da raiz e de um encerramento estanque às bactérias do sistema de canais radiculares na extremidade da raiz cortada com uma restauração da extremidade da raiz.

GESTÃO DA EXTREMIDADE DA RAIZ

A gestão da extremidade radicular durante a cirurgia perirradicular é fundamental para o sucesso global de um caso. O objetivo é criar um ambiente propício à regeneração do periodonto e à cicatrização e regeneração do osso alveolar, do ligamento periodontal e do cemento que reveste a extremidade radicular e o material de obturação da extremidade radicular. A não criação de tal ambiente resulta na reparação dos tecidos em vez da regeneração e, possivelmente, numa cicatrização inferior à ideal.

DETERMINAÇÃO DA NECESSIDADE DE RESSECÇÃO E OBTURAÇÃO DA EXTREMIDADE RADICULAR

A base da cirurgia perirradicular é dupla. O primeiro objetivo é erradicar todos os factores etiológicos e o segundo é prevenir a recontaminação do dente. Os factores etiológicos podem ser categorizados como factores intrarradiculares e extrarradiculares. A etiologia não pode ser determinada com certeza; frequentemente, estão envolvidos vários factores. No entanto, a maioria dos casos envolve alguma participação bacteriana (por exemplo, bactérias nas ramificações apicais). Estes irritantes só podem ser erradicados através da remoção física por ressecção da extremidade da raiz.[1]

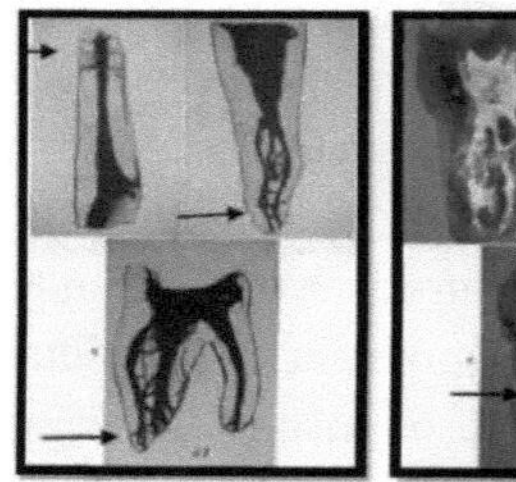

Fig.4. Dentes humanos mostrando muitos canais laterais e ramificações apicais a 4 mm da raiz

O segundo objetivo é evitar a recontaminação dos tecidos perirradiculares após a remoção do agente etiológico. Isto pode ser feito através da colocação de uma obturação da extremidade radicular que selará quaisquer irritantes remanescentes dentro do sistema de canais radiculares.

RESSECÇÃO DA EXTREMIDADE DA RAIZ

Existem três factores importantes a considerar pelo cirurgião endodôntico antes de realizar uma ressecção da extremidade radicular: (1) instrumentação (2) extensão da ressecção da extremidade radicular (3) ângulo da ressecção.

Instrumentação

A escolha do tipo de broca e a utilização de uma peça de mão de baixa ou alta velocidade para a ressecção da extremidade da raiz merecem alguma consideração. Ingle et al. recomendaram que a ressecção da extremidade radicular é melhor realizada com a utilização de uma broca de fissura cónica n.º 702 ou uma broca redonda n.º 6 ou n.º 8 numa peça de mão reta de baixa velocidade. Afirmaram que uma broca redonda grande era excelente para este procedimento porque era facilmente controlada e evitava a goivagem e a formação de ângulos de linha acentuados. Gutmann e Harrison, no entanto, afirmaram que a utilização de uma peça de mão de baixa velocidade para a ressecção da extremidade da raiz pode ser muito difícil de controlar, a menos que se obtenha um bom apoio para os dedos e se utilize uma broca afiada. Sugeriram a utilização de uma peça de mão de alta velocidade e uma broca de fissura plana de comprimento cirúrgico.

Durante anos, no entanto, a prática clínica favoreceu uma superfície radicular lisa, plana e ressecada. Nedderman et al. utilizaram o microscópio eletrónico de varrimento (SEM) para avaliar a face da raiz ressecada e as obturações de guta-percha após a ressecção da extremidade da raiz com vários tipos de brocas, utilizando peças de mão de alta e baixa velocidade. Os autores relataram que a utilização de brocas redondas a ambas as velocidades resultou em escavação ou esvaziamento da superfície da raiz e que as brocas de fissura transversal a ambas as velocidades produziram as superfícies radiculares ressecadas mais rugosas, com a guta-percha a ser espalhada pela face da raiz. As brocas de fissura simples, tanto a alta como a baixa velocidade, produziram a superfície radicular ressecada mais suave, sendo que as brocas de fissura simples e uma peça de mão de baixa velocidade resultaram na menor distorção da guta-percha. Morgan e Marshall relataram um estudo que comparou a topografia das superfícies radiculares ressecadas utilizando as brocas No. 57, Lindeman ou Multi purpose e relataram que a broca Multi purpose produziu a superfície da extremidade radicular ressecada mais suave e uniplanar e causou menos danos à raiz do que a broca No. 57 ou a Lindeman.[2,3]

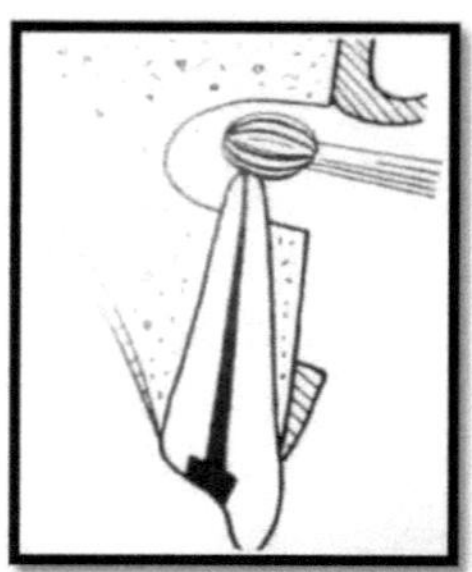

Fig.5. Procedimento para a ressecção da extremidade da raiz

Desde que Theodore H. Maiman produziu a amplificação da luz por emissão estimulada de radiação (LASER) em 1960, os lasers têm encontrado aplicação em muitas áreas da indústria e da medicina. A maioria dos lasers utilizados em medicina dentária funciona nas regiões infravermelha ou visível do espetro eletromagnético. O raio laser, quando absorvido, tem a capacidade de coagular, vaporizar ou carbonizar o tecido alvo. Recentemente, muitos investigadores estudaram e relataram os efeitos in-vitro e in-vivo da aplicação de energia laser para ressecções de extremidades radiculares em cirurgia perirradicular endodôntica. Uma equipa de investigadores da Universidade Médica e Dentária de Tóquio, no Japão, apresentou um estudo in-vitro utilizando o laser Er:YAG para ressecções de extremidades radiculares. Relataram que não havia smear layer ou detritos nas superfícies radiculares ressecadas preparadas com a utilização do laser Er:YAG. No entanto, foram deixados smear layer e detritos nas superfícies radiculares preparadas com uma broca de fissura. Komori e colaboradores relataram um estudo in-vitro que avaliou a utilização do laser Er:YAG e do laser Ho:YAG para ressecções de extremidades radiculares. Referiram que o laser Er:YAG produziu superfícies radiculares lisas, limpas e ressecadas, sem quaisquer sinais de danos térmicos. O laser Ho:YAG, no entanto, produziu sinais de danos térmicos e grandes espaços vazios entre as obturações de guta-percha do canal radicular e as paredes do canal radicular. Moritz e colaboradores relataram um estudo in vitro que avaliou a utilização do laser de dióxido de carbono (CO_2) como auxiliar na realização de ressecções da extremidade radicular. Escolheram o laser porque tinha sido demonstrado anteriormente que tinha um efeito de selagem nos túbulos dentinários. Os seus resultados indicaram que a utilização do laser de CO_2 como adjuvante após a ressecção da extremidade da raiz com uma broca de fissura resultou numa diminuição da permeabilidade da dentina, medida pela penetração do corante e pelo selamento dos túbulos dentinários determinado pelo exame SEM. Concluíram que o tratamento com laser de CO_2 prepara de forma óptima a superfície da extremidade da raiz ressecada para receber uma obturação da extremidade da raiz porque sela os túbulos dentinários, elimina nichos para o crescimento bacteriano e esteriliza a superfície da raiz.

Miserendino apresentou um relatório de caso em que o laser CO_2 foi utilizado para efetuar uma ressecção da extremidade da raiz e para esterilizar a porção apical não preenchida do espaço do canal radicular. Afirmou que a justificação para a utilização do laser na cirurgia endodôntica perirradicular inclui (1) melhoria da hemostase e visualização simultânea do campo operatório, (2) potencial esterilização do ápice radicular contaminado, (3) potencial redução da permeabilidade da dentina da superfície radicular, (4) redução da dor pós-operatória e (5) redução do risco de contaminação do local cirúrgico através da eliminação da utilização de peças de mão de turbina de ar que produzem aerossóis. Concluiu que os resultados iniciais do uso clínico do laser de CO_2 para cirurgia endodôntica perirradicular confirmam os achados laboratoriais in vitro anteriores e indicam que é necessário um estudo mais aprofundado da aplicação de lasers para procedimentos microcirúrgicos em endodontia.

Extensão da ressecção da extremidade da raiz

Historicamente, acreditava-se que a não remoção de todos os focos de infeção poderia resultar na persistência do processo da doença. Uma vez que a porção da raiz que se estendia para o tecido doente estava "infetada" e o cemento estava "necrótico", era necessário ressecar a raiz até ao nível do osso saudável. A extensão da ressecção da extremidade da raiz é determinada por uma série de factores variáveis que um cirurgião dentista deve avaliar individualmente, caso a caso. Não é clinicamente aplicável definir uma quantidade pré-determinada de remoção da extremidade da raiz que seja apropriada para todas as situações clínicas. Os seguintes factores devem ser considerados ao determinar a extensão apropriada da ressecção da extremidade da raiz na cirurgia perirradicular:

1. Acesso visual e operatório ao local da cirurgia (exemplo: ressecção da raiz vestibular do primeiro pré-molar superior para obter acesso à raiz lingual).

2. Anatomia da raiz (forma, comprimento, curvatura).

3. Número de canais e sua posição na raiz (exemplo: raiz vestibular mesial dos molares superiores, raízes mesiais dos molares inferiores, incisivos inferiores com dois canais).

4. Necessidade de colocar uma obturação na extremidade da raiz rodeada de dentina sólida (porque a maioria das raízes tem uma forma cónica, uma vez que a extensão da ressecção da extremidade da raiz

aumenta, a área de superfície da face da raiz ressecada aumenta).

5. Presença e localização de erro de procedimento (por exemplo: perfuração, saliência, instrumento separado, extensão apical da obturação ortógrada do canal radicular).

6. Presença e extensão de defeitos periodontais.

7. Nível da crista óssea remanescente.

O cirurgião endodôntico deve estar constantemente ciente de que a conservação da estrutura do dente durante a ressecção da extremidade da raiz é desejável; no entanto, a conservação da raiz não deve comprometer os objectivos do procedimento cirúrgico.

Kim e Kratchman relataram que a ressecção da ponta da raiz de 3 mm reduziu as ramificações apicais até 98% e os canais laterais até 93%.[4]

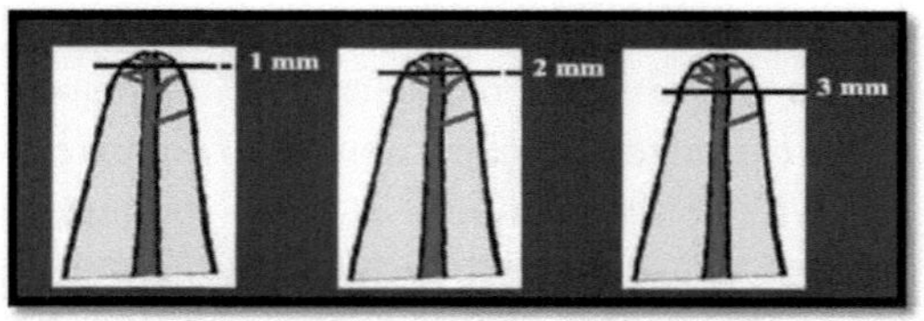

Fig.6. Extremidade da raiz mostrando ramificações apicais

Ângulo de ressecção da extremidade da raiz

Historicamente, os manuais de endodontia e outra literatura têm recomendado que o ângulo das ressecções da extremidade radicular, quando utilizado na cirurgia perirradicular, deve ser de 30 graus a 45 graus a partir do eixo longo da raiz, virado para o aspeto vestibular ou facial da raiz. O objetivo das ressecções anguladas da extremidade da raiz era proporcionar uma maior visibilidade da extremidade da raiz ressecada e acesso operatório para permitir ao cirurgião realizar uma preparação da extremidade da raiz com uma broca numa peça de mão de baixa velocidade.[2] As técnicas de ampliação e iluminação melhoradas eliminaram a necessidade de criar uma superfície radicular biselada na maioria dos casos. De uma perspetiva biológica, o ângulo mais apropriado para a ressecção da extremidade da raiz é perpendicular ao longo eixo do dente.[3] A fundamentação da ressecção perpendicular baseia-se em vários parâmetros:

- A ressecção perpendicular a cerca de 3 mm do ápice anatómico tem maior probabilidade de incluir todas as ramificações apicais.

• À medida que o ângulo de ressecção aumenta, o número de túbulos dentinários que comunicam com a região perirradicular e o sistema de canais radiculares aumenta significativamente.

• A extensão da preparação da cavidade da extremidade da raiz para além da extensão coronal da superfície da raiz torna-se mais simples.

• Finalmente, com uma ressecção perpendicular da extremidade da raiz, as forças de tensão são distribuídas uniformemente na região apical.[1]

Mais recentemente, vários outros autores também apresentaram evidências indicando que o biselamento da extremidade radicular resulta na abertura de túbulos dentinários na superfície radicular ressecada que podem se comunicar com o espaço do canal radicular e resultar em fuga apical, mesmo quando uma obturação da extremidade radicular foi colocada. Ichesco e colaboradores, utilizando uma análise espectrofotométrica da penetração do corante, concluíram que a extremidade radicular ressecada de um dente tratado endodonticamente apresentava mais fuga apical do que um dente sem ressecção da extremidade radicular. Beatty, usando um método semelhante de análise da penetração do corante, examinou a fuga apical em diferentes ângulos de ressecção da extremidade radicular e relatou que ocorreu uma fuga significativamente maior nas raízes em que a obturação da extremidade radicular não se estendeu até a altura do bisel. Vertucci e Beatty propuseram que os túbulos dentinários expostos podem constituir uma via potencial para a fuga apical. Tidmarsh e Arrowsmith examinaram a superfície da raiz cortada após ressecções da extremidade da raiz em ângulos entre 45 graus e 60 graus, a aproximadamente 3 mm do ápice da raiz. Utilizando microscopia eletrónica de varrimento, relataram a presença de uma média de 27.000 túbulos dentinários por mm^2 na face da ressecção da extremidade da raiz a meio caminho entre o canal radicular e a junção dentina-cemento.[2,3]

Gagliani e colaboradores avaliaram a fuga apical medida pela penetração de corante em dentes extraídos com ressecções da extremidade da raiz em ângulos de 45 e 90 graus a partir do longo eixo da raiz. Os seus resultados indicaram um aumento estatisticamente significativo da fuga que se estendia ao espaço do canal radicular através dos túbulos dentinários nos dentes com ressecções da extremidade da raiz com um ângulo de 45 graus. Eles concluíram que, ao aumentar o ângulo da ressecção da extremidade da raiz em relação ao longo eixo da raiz, o número de túbulos dentinários expostos aumenta.

Carr e Bentkover afirmaram que a falha em cortar completamente a raiz na direção vestibular-lingual é um dos erros mais comuns na cirurgia perirradicular. Uma vez atingida a extensão desejada e o bisel da ressecção da extremidade da raiz, a face da superfície da raiz ressecada deve ser cuidadosamente examinada para verificar se a ressecção circunferencial completa foi realizada. Isto pode ser conseguido utilizando um explorador fino e afiado ou a ponta de um raspador Morse guiado à volta da periferia da superfície radicular ressecada. Se houver dúvidas quanto à ressecção completa, pode ser aplicada uma pequena quantidade de corante azul de metileno na superfície da raiz durante 5 a 10 segundos. Depois de a área ter sido irrigada com soro fisiológico estéril, o ligamento periodontal aparecerá azul escuro, realçando assim o contorno da raiz.[1]

Gilheany e colaboradores afirmaram que o aumento da profundidade da obturação retrógrada diminuiu significativamente a fuga apical e registou-se um aumento significativo da fuga com o aumento da quantidade de bisel.[5]

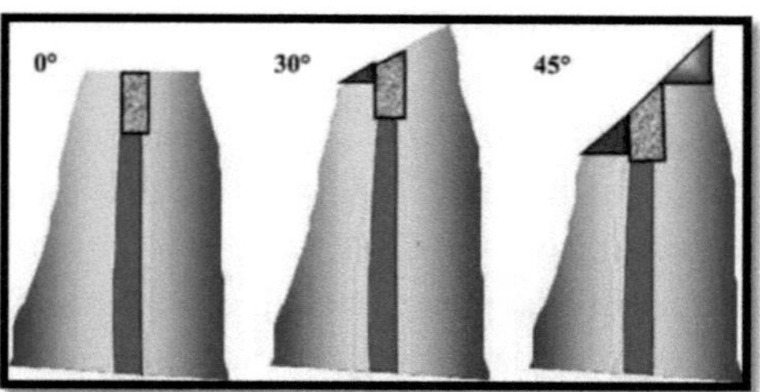

Fig. 7. O impacto de diferentes ângulos de bisel e a quantidade de fuga lateral através dos túbulos dentinários expostos para o REF (triângulos azuis). O triângulo vermelho no bisel de 45 graus representaria os túbulos contaminados deixados após uma tal ressecção num ápice radicular infetado.

Nas técnicas modernas, recomenda-se 0-10 graus de ressecção, o que reduz o número de túbulos dentinários expostos.[4]

PREPARAÇÃO DA SUPERFÍCIE DA EXTREMIDADE DA RAIZ

Dois aspectos importantes da preparação da superfície da raiz são a topografia da superfície da extremidade da raiz ressecada e o tratamento químico da extremidade da raiz ressecada. É necessário um cemento saudável na extremidade da raiz para uma regeneração bem sucedida dos tecidos periodontais. Encontram-se no cemento várias substâncias que estimulam a migração, o crescimento e a fixação dos fibrobalstas periodontais. Os extractos de cemento também activam a síntese de fibroblastos, proteínas e colagénio, que é necessária para restabelecer um ligamento periodontal funcional.

A extremidade da raiz ressecada deve ser lisa e plana, sem arestas vivas ou esporões da estrutura da raiz que possam servir de irritantes durante o processo de cicatrização. Com uma superfície ressecada lisa, o cirurgião é mais capaz de detetar fissuras na superfície e variações anatómicas.

O segundo aspeto é o condicionamento da superfície radicular, que remove a smear layer e proporciona uma superfície favorável à adesão mecânica e aos mecanismos celulares de crescimento e fixação. Foram defendidas três soluções para a medicação da superfície radicular: ácido cítrico, tetraciclina e EDTA. Todas as três soluções aumentaram a fixação dos fibroblastos à superfície radicular in vitro. No entanto, o ácido cítrico é a única solução testada numa aplicação cirúrgica endodôntica.

PREPARAÇÃO DA EXTREMIDADE DA RAIZ

O objetivo de uma preparação da extremidade da raiz na cirurgia perirradicular é criar uma cavidade para receber uma obturação da extremidade da raiz. Historicamente, os preparos radiculares têm sido realizados através da utilização de pequenas brocas cónicas redondas ou invertidas numa peça de mão miniatura ou reta de baixa velocidade. Um dos principais objectivos de uma preparação do extremo da raiz é que seja colocada paralelamente ao longo eixo da raiz. É raro que exista acesso suficiente para permitir que uma broca num contra-ângulo ou peça de mão reta seja inserida no longo eixo da raiz. Estas preparações são quase sempre colocadas obliquamente na raiz com um risco elevado de perfuração para a lingual. É importante para uma preparação adequada da extremidade da raiz que o cirurgião endodôntico tenha um conhecimento profundo da morfologia do canal radicular do dente a ser tratado. Os dentes incisivos com raízes únicas e canais únicos têm, na maioria das vezes, um sistema de canais radiculares simples e descomplicado, com exceção dos canais laterais ou acessórios, normalmente localizados no terço apical da raiz. As raízes com canais múltiplos, no entanto, têm o potencial de ter sistemas de canais radiculares mais complicados. Pode existir um istmo ou anastomose entre dois canais radiculares na mesma raiz. Esta ligação do istmo, quando ocorre, torna-se um fator importante na capacidade de limpar e desbridar completamente estes sistemas de canais radiculares. Também se torna um fator significativo na conceção e colocação da preparação da extremidade da raiz. Se existir um istmo e não for incluído na preparação da extremidade da raiz, o tecido pulpar necrótico remanescente e os detritos podem ser um nidus para a infeção recorrente e subsequente fracasso do tratamento. A utilização de corante azul de metileno colocado na superfície da raiz ressecada também pode ajudar na deteção de um istmo existente no canal radicular.

Instrumentação

As técnicas de preparação da extremidade radicular têm historicamente envolvido uma recomendação para que o cirurgião endodôntico, após a ressecção da extremidade radicular, examine a obturação do canal radicular para determinar a qualidade do selamento. Estudos SEM demonstraram que o ato de ressecção da extremidade radicular perturba o selamento da guta-percha. Por conseguinte, recomenda-se a preparação e a colocação de uma obturação radicular sempre que se tenha efectuado uma ressecção radicular. Os preparos radiculares devem aceitar materiais de obturação que vedem de forma previsível o sistema de canais radiculares dos tecidos perirradiculares.

Carr e Bentkover definiram um preparo ideal para a extremidade da raiz como um preparo de classe I com pelo menos 3,0 mm de profundidade na dentina da raiz, com paredes paralelas e coincidentes com o contorno anatómico do espaço pulpar. Eles também identificaram cinco requisitos que um preparo radicular deve cumprir:

1. Os 3 mm apicais do canal radicular devem ser limpos e modelados de fresco.

2. A preparação deve ser paralela e coincidente com o contorno anatómico do espaço pulpar.

3. Deve ser criado um formulário de retenção adequado.

4. Todo o tecido do istmo, quando presente, deve ser removido.

5. As paredes dentinárias remanescentes não devem ser enfraquecidas.

Para que os preparos radiculares sejam bem-sucedidos, o cirurgião endodôntico deve ser bem versado tanto na morfologia radicular quanto na anatomia do sistema de canais radiculares. Os dentes que requerem cirurgia perirradicular são frequentemente aqueles em que a anatomia é invulgar ou complexa.

Preparação da broca

A técnica tradicional de preparação da cavidade da extremidade da raiz envolveu a utilização de uma peça de mão contra-ângulo ou reta em miniatura e uma pequena broca cónica redonda ou invertida. O objetivo era preparar uma cavidade de classe I ao longo do longo eixo da raiz dentro dos limites do canal radicular. A profundidade recomendada da preparação variava entre 1 e 5 mm, sendo 2 a 3 mm a mais comummente recomendada. As brocas pequenas, como as brocas redondas # 1/2 ou #1, as brocas cónicas invertidas #33 ½ ou #34 e as brocas de fissura de comprimento cirúrgico #556/700/700R são essenciais para fazer o contorno inicial da cavidade, dependendo do tipo de preparação escolhido. Se estiver a utilizar uma peça de mão de alta velocidade 450 ou 900, recomenda-se a utilização de brocas de comprimento cirúrgico de aperto por fricção para aceder à vista cirúrgica. A broca de roda #12 ou #14 é utilizada para desenvolver a retenção mecânica na preparação. Os instrumentos manuais, tais como um pequeno cinzel tipo arco, são especialmente úteis na preparação de retenção acentuada e áreas de anastomose quando a espessura da raiz proximal é muito fina. Um pequeno explorador DG 16 -17: #23, #5 também é essencial para avaliar a retenção. Alguns cirurgiões preferem a utilização de uma peça de mão reta de baixa velocidade. Se selecionada, recomenda-se a utilização das mesmas brocas de corte. Além disso, recomenda-se um bom apoio para os dedos e a estabilização da peça de mão para controlar o corte refinado no ápice da raiz. A utilização de uma peça de mão reta é geralmente limitada aos dentes anteriores e a alguns pré-molares. No entanto, a utilização varia consoante o acesso cirúrgico e a experiência e conhecimentos do cirurgião.[6] A capacidade do cirurgião endodôntico para preparar uma cavidade de classe I paralela ao longo eixo da raiz com uma peça de mão contra-ângulo em miniatura pode ser difícil e depende do acesso físico disponível à volta do ápice da raiz. Estas preparações são, na maioria das vezes, colocadas obliquamente na raiz, resultando num risco de perfuração e/ou enfraquecimento das paredes da dentina, e predispondo a uma possível fratura da raiz.

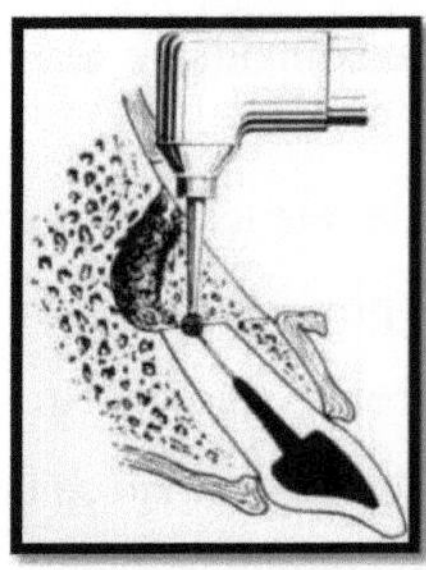

Técnica de preparação da extremidade da raiz

(a)   : Preparação do eixo longo

A capacidade do cirurgião para efetuar uma preparação de classe I no canal radicular paralelamente ao eixo longo do canal depende do acesso à raiz e da disponibilidade de instrumentos adequados. Invariavelmente, este tipo de preparação requer a utilização de uma peça de mão em miniatura especificamente concebida para este fim. Estas peças de mão têm um ângulo de 2,5 mm de altura e uma extremidade distal de 4 mm de largura para facilitar a preparação adequada da extremidade da raiz no longo eixo do canal. As peças de mão atualmente disponíveis requerem apenas 10 mm de espaço acima ou abaixo do ponto de entrada, tornando-as assim os instrumentos de escolha quando o acesso é limitado. As brocas disponíveis são uma broca redonda #1 e um cone invertido #34, mas por vezes estas brocas são demasiado grandes para a raiz. Se esta falta de compatibilidade anatómica não for tida em conta, a parede da raiz será perfurada ou enfraquecida, o que pode resultar numa fratura apical. A preparação começa com uma broca redonda #1 paralela ao seu longo eixo, cortando diretamente no canal radicular ou no material de obturação presente. A profundidade de preparação recomendada varia de 1 a 5 mm, sendo 2 a 3 mm a mais comummente recomendada.

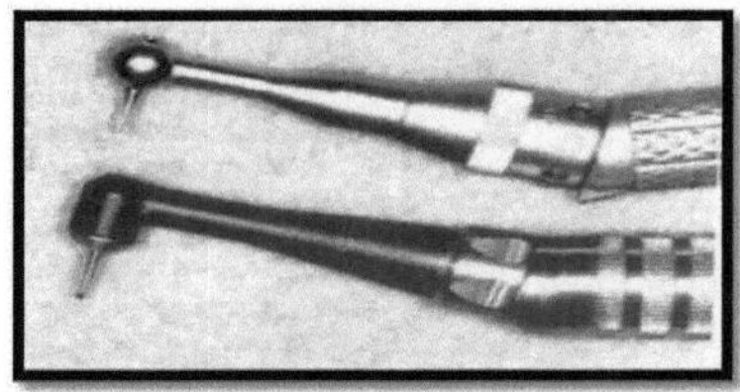

Fig. 9: Peças de mão em miniatura para a preparação da extremidade radicular. Em cima, peça de mão micro (UBECO); em baixo, DynaTorq (Dyna-Dent).

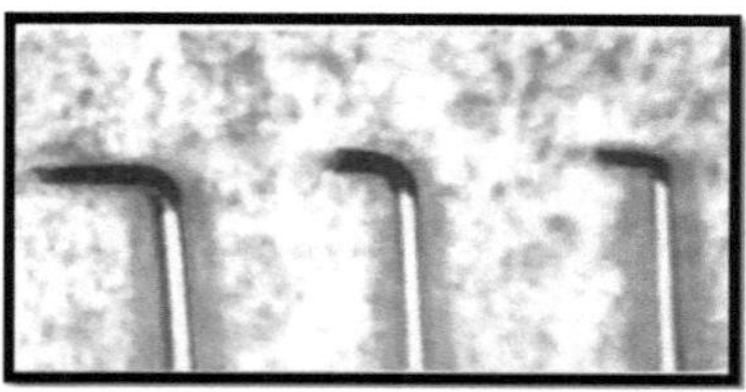

Fig.10. Pequenos cinzéis utilizados para preparar inicialmente um canal na anastomose radicular. Da esquerda para a direita, #24, #19, e #25 (Hu-Friedy)

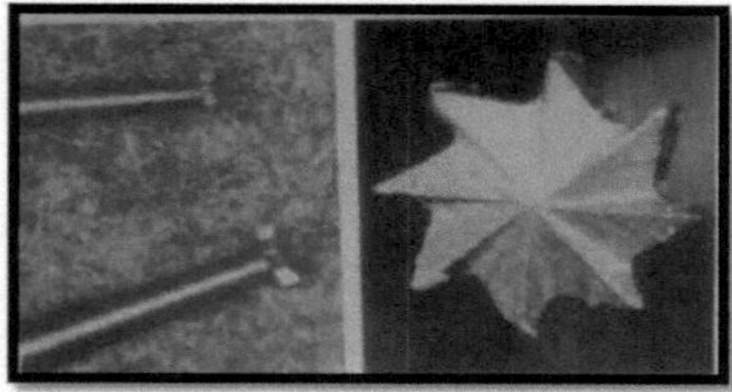

Fig.11.À esquerda, brocas de roda utilizadas para criar retenção mecânica. À direita, maior ampliação das extremidades de corte da broca de roda.

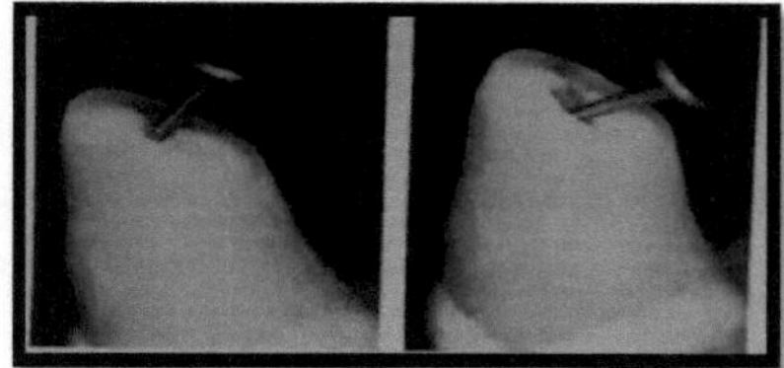

Fig.12.Left, positioning of the bur and handpiece in the long axis of the root. Right, direction and depth of the preparation.

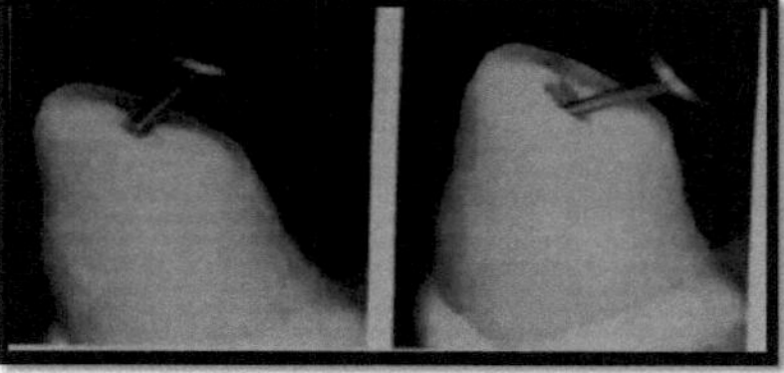

Fig.13.Left, positioning of the bur and handpiece perpendicular to the resected root face, or approximately 45⁰ to the long axis of the root; right, direction and depth of the preparation.

(b) : Preparação perpendicular à superfície da raiz cortada

Esta técnica é provavelmente a abordagem mais comum para a preparação da extremidade da raiz. A sua utilização é ditada pelo acesso, anatomia da raiz, armamento e experiência do cirurgião. Qualquer estilo de peça de mão pode ser utilizado com uma broca redonda # ½ ou #1 para criar a preparação inicial. Segue-se um cone invertido #33 ½ ou #34 para retenção. A preparação começa com a colocação da broca perpendicularmente à face da raiz. A broca penetra a uma profundidade aproximada de 2 a 3 mm, abrangendo todo o contorno do sistema de canais visível. Os cortes inferiores são feitos balançando ligeiramente a broca na direção mesial e distal. A retenção vestibular é conseguida com a broca de roda #12 ou #14, que pode ser contra-afundada tanto vestibularmente como proximalmente ao longo da parede vestibular da preparação.

(c) : Preparação da ranhura vertical

Esta abordagem de preparação da extremidade radicular é frequentemente atribuída a Matsura em 1962. De acordo com Martens, o desenvolvimento da preparação da ranhura vertical é atribuível a Von Hippel, com Martens a referir-se a ela como "slitsmetoden". Von Hippel utilizou esta abordagem para ajudar na instrumentação do canal reverso quando estava presente um núcleo de poste. Em 1950, Rud modificou esta técnica com a adição de áreas de rebaixamento distintas para retenção da obturação. Tecnicamente, tal como é praticado atualmente, é feito um corte vertical de 5 a 7 mm com uma broca de fissura transversal paralela (#556/557) a partir da vestibular ou labial, até à profundidade da parede lingual do canal. Uma broca redonda, ligeiramente maior do que a broca de fissura, é inserida na área do canal e deixada cair coronalmente até à base do corte vertical. A broca redonda é então puxada para fora para vestibular ou labial, criando um canal de retenção adicional. Este procedimento estabelece uma cavidade retentiva em forma de cauda de andorinha com acesso para a colocação de uma obturação reversa a partir da superfície vestibular da raiz ou da superfície radicular ressecada. Foram efectuadas várias modificações ao "slitsmetoden". Estas incluem a utilização de um pequeno cone invertido (#34/35) para criar um rebaixo retentivo lingual, brocas de fissura cónicas para preparar o corte vertical (#700/701), diminuindo a profundidade do corte vertical de 5-7 para 3-5 mm, e a eliminação do rebaixo labial ou lingual.

(d) : Preparação da ranhura transversal

Esta técnica é defendida atualmente para a cirurgia perirradicular. Foi inicialmente defendida por Schupfer e modificada por Schoenwolf. É removida uma quantidade suficiente de osso facial para criar um acesso direto à raiz. É feita uma preparação antes da ressecção da extremidade da raiz, a partir da proximal ou diretamente da vestibular para a raiz até à profundidade da parede lingual do canal, dependendo do dente e da sua posição na arcada. A retenção é estabelecida internamente, de forma semelhante à preparação do slot vertical, apenas com uma rotação de 90 graus. Harnisch et al. afirma que esta abordagem deve ser evitada, pois requer a remoção de quantidades excessivas de osso facial. Holland e colaboradores utilizaram esta técnica para avaliar a fuga marginal em torno dos materiais de obturação apical comummente recomendados. Verificaram que as técnicas de preparação da extremidade radicular ao longo do eixo do canal proporcionavam uma melhor vedação marginal do que a preparação da ranhura transversal. Existem poucas ou nenhumas indicações cientificamente sólidas e clinicamente adequadas para apoiar esta abordagem à preparação da extremidade radicular.

(e) : Instrumentação do canal reverso

Esta abordagem à preparação da extremidade da raiz tem sido defendida quando a limpeza e a modelação do canal não ocorreram através da coroa ou o espaço do canal não pode ser alcançado através da coroa e a cirurgia perirradicular é necessária. As indicações que têm sido citadas incluem canais mal limpos, moldados e obturados com um pós-núcleo presente, calcificação do canal coronal com patência apical, instrumentos separados no meio da raiz, dentes pilares com coroas artificiais e comprimento curto que requerem cirurgia, e uma perfuração ou saliência na porção média da raiz que impede o acesso à metade apical do canal. Esta técnica foi sugerida para uso com ou sem ressecção da extremidade da raiz. As limas K ou Hedstrom são dobradas num ângulo de 90^0 e mantidas numa pinça hemostática ou num suporte especial. A porção patente do canal é limpa e moldada para obturação com cimento injetado com ponta de guta-percha, de preenchimento com ponta de prata invertida. A utilização desta técnica não é recomendada para substituir uma boa limpeza não cirúrgica, moldagem e obturação do canal. Além disso, sempre que o espaço do canal for visível e acessível, devem ser efectuadas todas as tentativas razoáveis para gerir este espaço através da coroa e do orifício coronal antes de recorrer à instrumentação inversa. Se esta técnica for indicada, o advento da guta-percha termoplastificada injetável parece melhorar a capacidade do cirurgião para obturar o canal de forma inversa, conseguindo uma boa adaptação ao espaço do canal. No entanto, não está atualmente disponível uma avaliação exaustiva deste método de preenchimento da extremidade radicular.[6]

Preparação Ultrassónica da Extremidade da Raiz

As técnicas de preparo ultra-sônico das extremidades radiculares foram desenvolvidas na tentativa de solucionar as principais inadequações e deficiências do preparo tradicional com broca. A utilização de instrumentação ultra-sónica durante a cirurgia perirradicular foi relatada pela primeira vez por Richman em 1957, quando utilizou um cinzel ultrassónico para remover osso e ápices radiculares. Este conceito foi posteriormente desenvolvido por Bertrand e colegas em 1957, quando relataram a utilização de pontas de destartarização periodontal ultra-sónicas modificadas para preparações de extremidades radiculares em cirurgia perirradicular. As primeiras pontas ultra-sónicas para endodontia foram as CT (pontas Carr), introduzidas no início da década de 1990 pelo Dr. Garry Carr. Recentemente, foram desenvolvidos instrumentos de preparação ultra-sónica das extremidades radiculares especialmente concebidos, que estão disponíveis em vários fabricantes de instrumentos. A sua utilização tornou-se muito popular e parecem ter muitas vantagens em relação ao preparo tradicional com broca, tais como um tamanho de preparo mais pequeno, menor necessidade de biselar a extremidade da raiz, um preparo mais profundo e paredes mais paralelas para uma melhor retenção do material de preenchimento da extremidade da raiz. Estas são as pontas KiS, que foram introduzidas em 1999 com o objetivo de proporcionar melhores capacidades de corte e pontas com ângulos diferentes para aceder a áreas de difícil acesso. Estas pontas KiS são fabricadas com o mesmo metal e têm as mesmas características físicas que as pontas CPR utilizadas para a remoção de pinos em endodontia de retratamento. As pontas KiS são revestidas com nitreto de zircónio, que proporciona resistência e rugosidade à superfície. Por conseguinte, cortam mais rapidamente e de forma mais suave, mas deixam uma superfície de dentina ligeiramente mais rugosa do que as outras pontas, o que proporciona uma superfície mais aderente para o material de obturação. A porta de irrigação está localizada perto da ponta, o que permite a irrigação diretamente no local de corte. Assim, estas características reduzem o risco de microfractura com as pontas KiS. Estas pontas funcionam melhor com a unidade de ultra-sons Spartan Piezo.

As pontas ultra-sónicas oferecem as seguintes vantagens em relação às brocas de micro cabeça:

• Melhor acesso às zonas cirúrgicas, nomeadamente às zonas de difícil acesso.

• Limpeza ultra-sónica de resíduos de tecidos.

• Preparações conservadoras que seguem a anatomia do canal até uma profundidade de 3 mm.

• Preparação ultra precisa do istmo.

• Preparação das paredes paralelas do canal para uma melhor retenção dos materiais de obturação.

As seguintes pontas de ultra-sons são sugeridas em áreas específicas:
- Dentes anteriores: Pontas KiS 1 e 2, CT 1 e 5
- Pré-molares: Pontas KiS 1 e 2 ou KiS 3,4,5 e 6 (consoante o espaço de acesso)
- Molares: KiS 3,4,5 e 6
- Isthmi (largo): Ponta KiS 2
- Isthmi (estreito): Pontas KiS 1,3 e 6

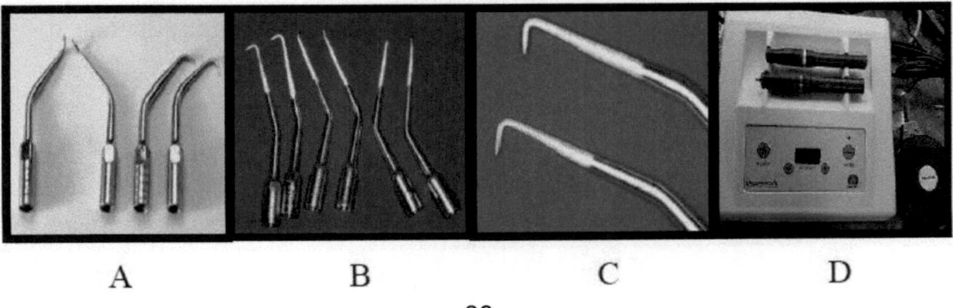

A   B   C   D

Após a ressecção da extremidade da raiz ter sido concluída, todos os tecidos moles que precisam de ser removidos terem sido curetados da lesão e a hemostase adequada ter sido alcançada, a face da raiz ressecada deve ser cuidadosamente examinada. Deve ser planeado um desenho adequado da cavidade e o seu contorno deve ser identificado gravando-o ligeiramente na dentina da face da raiz ressecada com a ponta afiada de uma ponta de ultra-sons CT-5 sem irrigação para melhorar a visão. Depois de o contorno da preparação da extremidade da raiz ter sido estabelecido, a preparação deve ser aprofundada com uma ponta de ultra-sons de tamanho e ângulo adequados, com irrigação, na configuração de potência mais baixa possível para conseguir a remoção da dentina e do material de preenchimento do canal radicular. Deve ser utilizado um toque ligeiro com um movimento tipo escova, o que facilitará a máxima eficiência de corte e reduzirá a pressão contra a superfície da raiz. Deve ser dada especial atenção e cuidado à remoção de todo o material de obturação do canal radicular nas paredes laterais da preparação da cavidade da extremidade radicular, especialmente na parede labial ou facial. Esta é uma área vulnerável na qual o material de obturação do canal radicular ou os detritos são frequentemente deixados, resultando numa vedação comprometida da extremidade radicular. Após a conclusão da preparação da extremidade da raiz, esta deve ser cuidadosamente irrigada com soro fisiológico estéril, seca e examinada, de preferência com ampliação para o ex Endoscópio em combinação com microscópio dentário e lupas de ampliação, para verificar a sua qualidade e limpeza. Os pequenos microespelhos da superfície frontal são um complemento útil para este processo de exame.

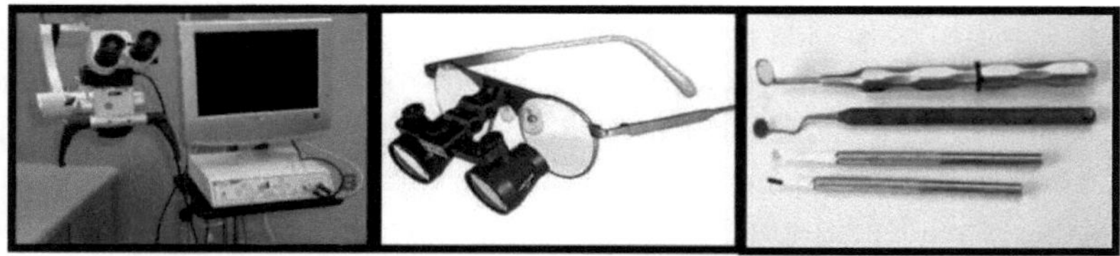

ABC

Figura.15.A, Combinação de microscópio endoscópio. B, Lupas de ampliação. C, Micromirrors

Se for corretamente executada, a instrumentação ultra-sónica da cavidade da extremidade radicular produz preparos conservadores, lisos e com paredes quase paralelas. Num estudo que envolveu um exame SEM, foi relatado que os preparos da extremidade da raiz utilizando instrumentação ultra-sónica estavam contaminados com menos detritos e camada de esfregaço do que os preparados utilizando uma broca. A instrumentação ultra-sónica também resultou em cavidades radiculares que seguiram a direção ou o canal radicular mais de perto do que as preparadas com uma broca.

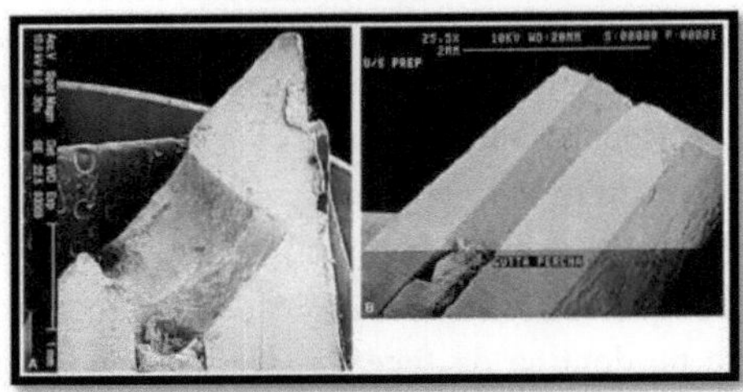

Fig. 16: Comparação entre preparações radiculares com broca e ultra-sónicas. A, a preparação com broca mostra uma grande cavidade preparada obliquamente ao canal com uma broca cónica invertida n.º 331/2. B, a preparação ultra-sónica mostra uma preparação limpa paralela ao canal. Micrografia eletrónica de varrimento (Cortesia do Dr. Gary Wuchenich e da Dra. Debra Meadows).

Recentemente, desenvolveu-se uma controvérsia relativamente ao potencial da energia ultra-sónica na preparação da cavidade da extremidade radicular para resultar na formação de fissuras na dentina que circunda a preparação da extremidade radicular. Alguns autores referiram que a utilização de instrumentos ultra-sónicos resultou num aumento do número e da extensão da formação de fissuras na dentina. Outros relataram não haver diferença na incidência de formação de fissuras na dentina entre o preparo cavitário com broca e o preparo cavitário ultra-sônico em dentes extraídos.

Morgan e Marshall relataram um estudo in vivo que utilizou microscopia eletrónica para examinar moldes de resina feitos a partir de impressões de polivinil siloxano obtidas após a ressecção da extremidade radicular e preparação da extremidade radicular com instrumentação ultra-sónica a baixa potência. Os seus resultados revelaram que não eram evidentes fissuras em nenhuma das raízes após a ressecção da extremidade radicular isolada e apenas foi detectada uma fissura pequena, superficial e incompleta em 25 raízes após a preparação ultra-sónica da extremidade radicular. Sumi e colaboradores relataram uma taxa de sucesso de 92,4% num estudo de avaliação de resultados clínicos em humanos que avaliou a taxa de sucesso/falha de cirurgias perirradiculares realizadas em 157 dentes envolvendo preparações da cavidade da extremidade radicular utilizando instrumentação ultra-sónica. As evidências disponíveis indicam que a preparação da cavidade da extremidade radicular utilizando instrumentação ultra-sónica proporciona um método conveniente, eficaz e clinicamente aceitável para preparar a extremidade radicular ressecada para receber uma obturação radicular.[1,2,3]

REFERÊNCIAS

1. Cohen's Pathways of the Pulp, 11th edition,412-420

2. Ingle's Endododontics, 6th edição, 1248-1269

3. Arx T. Cirurgia apical: Uma revisão das técnicas actuais e dos resultados. The Saudi Dental Journal 2011; 9-15

4. Radeva E et al. Microinfiltração associada à obturação retrógrada após a ressecção da extremidade radicular. Jornal da IAMB. 2014, vol. 20, edição 3

5. Gilheany P, Figdor D e Tyas M. Permeabilidade da dentina apical e microinfiltração associadas à ressecção da extremidade da raiz e à obturação retrógrada. JOE vol. 20, no. 1, janeiro de 1994

6. Naik R, Prasanth D. Técnicas de preparação da extremidade da raiz para uma cirurgia peri-radicular bem sucedida: Uma revisão da literatura. IJADS 2016;2(2): 06-10

CAPÍTULO 5. ISOLAMENTO PARA RESTAURAÇÃO DE EXTREMIDADES RADICULARES

Uma boa visualização do campo cirúrgico e da superfície radicular ressecada é essencial para determinar o posicionamento ideal do preparo da extremidade radicular. A capacidade de visualizar os detalhes finos da anatomia na superfície da raiz ressecada depende de uma excelente hemostasia cirúrgica para proporcionar um local cirúrgico limpo e seco.

Esta hemostase cirúrgica é melhor conseguida através da utilização de vários agentes hemostáticos tópicos ou locais. Idealmente, estes agentes hemostáticos devem ser colocados após a ressecção da extremidade radicular e antes da preparação e obturação da extremidade radicular. Estes agentes hemostáticos tópicos e locais têm sido amplamente classificados pelo seu mecanismo de ação.

CLASSIFICAÇÃO DOS AGENTES HEMOSTÁTICOS TÓPICOS

1. Agentes mecânicos (não reabsorvíveis)

a. Cera óssea (Ethicon, Somerville, NJ)

2. Agentes químicos

a. Vasoconstritores: epinefrina (Racellets, Epidri, Radri) (Pascal Co, Bellevue,WA)

b. Sulfato férrico: Stasis (Cut-Trol, Mobile, AL); Viscostat; Astringedent (Ultradent Products, Inc,UT)

3. Agentes biológicos

a. Trombina USP: Thrombostat (Parke-Davis, Morris Plains, NJ); Thrombogen (Johnson & Johnson Medical, New Brunswick, NJ)

4. Agentes hemostáticos absorvíveis

a. Agentes mecânicos

i. Sulfato de cálcio USP

b. Agentes de ação intrínseca

i. Gelatina: Gelfoam (Upjohn Co, Kalamazoo, MI); Spongostan (Ferrostan, Dinamarca)

ii. Colagénio absorvível: Collatape (Colla-tec Inc, Plainsboro, NJ); Actifoam (Med-Chem Products Inc, Boston,MA)

iii. Hemostáticos de colagénio microfibrilar: Avitene (Johnson & Johnson, New Brunswick, NJ)

c. Agentes de ação extrínseca

i. Surgicel (Johnson & Johnson, New Brunswick, NJ)

Cera de osso

A utilização recomendada de cera de osso remonta a mais de 100 anos.

* Ação hemostática mecânica.

* Tapa aberturas vasculares sob pressão.

* Nenhum efeito sobre o mecanismo de coagulação do sangue.

Quando se utiliza cera de osso para a hemostase cirúrgica, esta deve ser primeiro compactada firmemente em toda a cavidade óssea e o excesso deve depois ser cuidadosamente removido com uma cureta até que apenas o ápice da raiz fique exposto. Quando o procedimento cirúrgico do alvéolo radicular estiver concluído, toda a cera óssea restante deve ser cuidadosamente removida antes do encerramento cirúrgico.

Vários autores relataram a presença de inflamação persistente, reacções de células gigantes de corpo estranho e atraso na cicatrização no local da cirurgia após a utilização de cera de osso, pelo que a cera de osso já não é recomendada para utilização em cirurgia perirradicular.

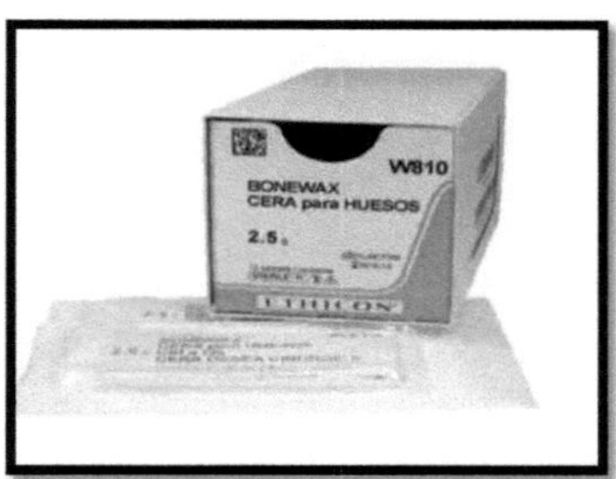

Fig.17. Cera de osso

Vasoconstritores

Os vasoconstritores, como a epinefrina, a fenilefrina e a nordefrina, têm sido recomendados como agentes tópicos para o controlo da hemorragia durante a cirurgia perirradicular. Destes agentes, a epinefrina tem-se revelado o mais eficaz e o mais frequentemente recomendado.

Estão disponíveis granulados de algodão que contêm epinefrina racémica em quantidades variáveis (Epidri, Racellet, Radri). Por exemplo, cada granulado Epidri contém 1,9 mg de epinefrina racémica. Cada pastilha de Racellet n.º 2 contém 1,15 mg e cada pastilha de Racellet n.º 3 contém 0,55 mg de epinefrina. Os granulados de Radri contêm uma combinação de vasoconstritor e adstringente. Cada pastilha de Radri contém 0,45 mg de epinefrina e 1,85 mg de fenolsulfonato de zinco.

As fibras de algodão que são deixadas no local da cirurgia podem prejudicar o selamento do alvéolo radicular ao ficarem presas ao longo das margens do material de preenchimento do alvéolo radicular ou podem servir como corpos estranhos no local da cirurgia, resultando numa cicatrização prejudicada. As pastilhas de algodão e os produtos de gaze que contêm algodão devem, por conseguinte, ser considerados os materiais menos desejáveis a utilizar para o isolamento ou hemostase do alvéolo radicular.

Os pensos Telfa estéreis (Kendall Co., Mansfield, Massachusetts) são adjuvantes úteis, uma vez que não contêm fibras de algodão. Podem ser cortados em pequenos quadrados que se adaptam facilmente ao local da cirurgia.

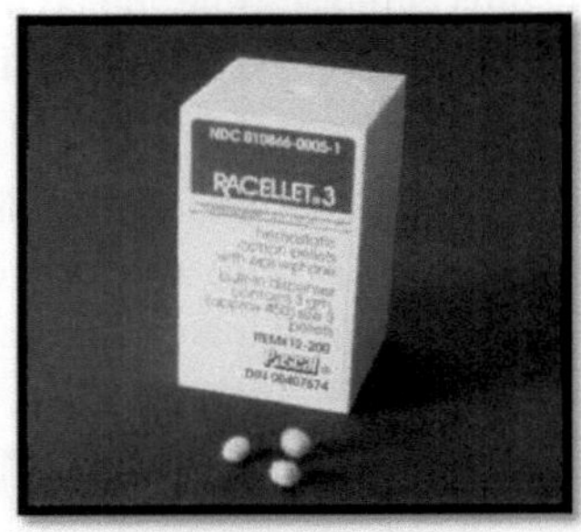

Fig.18. Rachelete

Sulfato férrico

O sulfato férrico é um agente químico que tem sido utilizado como agente hemostático há mais de 100 anos. Foi introduzido pela primeira vez como solução de Monsel (20% de sulfato férrico) em 1857.

• Actua por aglutinação das proteínas do sangue e pelo pH ácido (0,21) da solução.

• Fácil de aplicar, não requer aplicação de pressão e a hemostase é obtida quase imediatamente.

• Agente hemostático seguro quando utilizado em quantidades limitadas.

• Deve ter-se o cuidado de curetar e irrigar cuidadosamente o material proteico aglutinado antes do encerramento cirúrgico.

• O sulfato férrico, no entanto, é conhecido por ser citotóxico e pode causar necrose dos tecidos e tatuagens

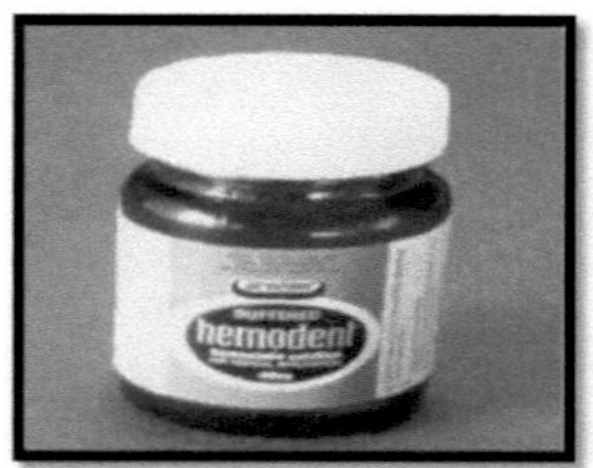

Fig.19. Hemodent

Trombina

A trombina tópica foi desenvolvida para a hemostase sempre que as feridas exsudam sangue de pequenos capilares e vénulas.

- Iniciar as vias extrínseca e intrínseca da coagulação.

- Concebido apenas para aplicação tópica e pode constituir um risco de vida se for injetado.

- As principais desvantagens são a dificuldade de manuseamento e o custo elevado.

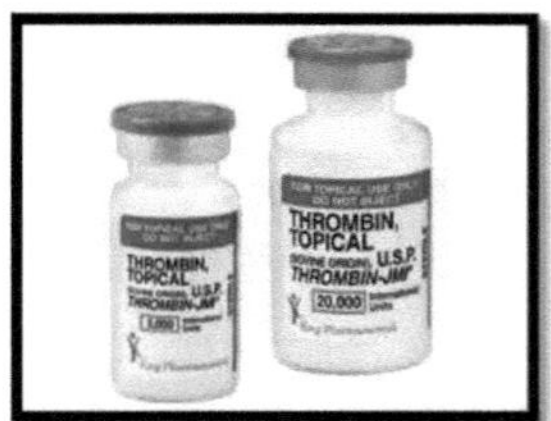

Fig.20. Trombina tópica

Sulfato de cálcio

O sulfato de cálcio (gesso de Paris) é um material reabsorvível utilizado em cirurgia há mais de 100 anos. Ganhou popularidade, nos últimos anos, como material de barreira em procedimentos guiados de regeneração de tecidos. O sulfato de cálcio também pode ser utilizado como agente hemostático durante a cirurgia perirradicular.

- Actua como uma barreira mecânica, obstruindo os canais vasculares.

- Biocompatível, é completamente reabsorvido em 2 a 4 semanas e não provoca um aumento da inflamação.

- De natureza porosa, permite a troca de fluidos para que não ocorra necrose do retalho quando deixado no local após a cirurgia.

- Relativamente pouco dispendioso.

Gelfoam e Spongostan

- Esponjas duras, à base de gelatina.

- Insolúvel em água e reabsorvível.

- Feito de gelatina de pele animal, torna-se macio em contacto com o sangue.

Pensa-se que as esponjas de gelatina actuam intrinsecamente, promovendo a desintegração das plaquetas, causando uma libertação subsequente de tromboplastina. Esta, por sua vez, estimula a formação de trombina nos interstícios da esponja

A principal utilização das esponjas à base de gelatina na cirurgia perirradicular é a colocação na cripta óssea, após a ressecção da extremidade radicular e o preenchimento da extremidade radicular, imediatamente antes do fecho da ferida. Uma vez que as esponjas à base de gelatina promovem a desintegração das plaquetas, a libertação de tromboplastina e a formação de trombina, podem ser benéficas na redução da hemorragia pós-cirúrgica devido ao "fenómeno de ressalto".

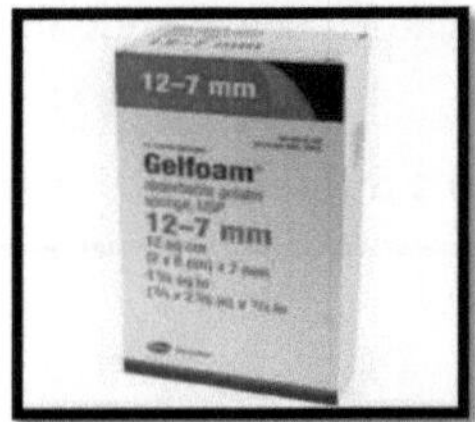

Fig.21. Gelfoam

Colagénio

Os produtos à base de colagénio têm sido amplamente utilizados como agentes hemostáticos cirúrgicos. Acredita-se que quatro mecanismos de ação principais estão envolvidos na hemostase melhorada por produtos à base de colagénio:

(1) Estimulação da adesão, agregação e reação de libertação das plaquetas.

(2) Ativação do Fator VIII (Fator de Hageman).

(3) Ação de tamponamento mecânico.

(4) Libertação de serotonina.

O colagénio utilizado para a hemostase cirúrgica é obtido a partir de fontes bovinas e é fornecido em folhas (Collatape) e em almofadas de esponja (Actifoam). Ambas as formas são aplicadas a seco, diretamente no local da hemorragia, com pressão. A hemostase é geralmente conseguida em 2 a 5 minutos.

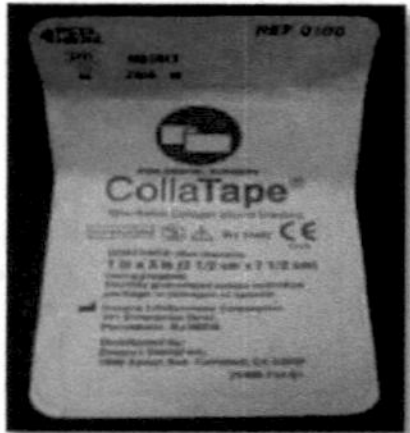

Fig.22. Fita adesiva

Hemostato de colagénio microfibrilar

Avitene e Instat são duas formas populares de colagénio microfibrilar. É derivado de colagénio dérmico bovino purificado, fragmentado em fibrilas e convertido num sal de ácido clorídrico parcial insolúvel. Funciona através da hemostase tópica, fornecendo uma estrutura de colagénio para a adesão das plaquetas. Isto inicia o processo de agregação e adesão de plaquetas e a formação de um tampão de plaquetas.

O Avitene tem sido recomendado como um meio viável de controlo da hemorragia na cirurgia periodontal, resultando numa interferência mínima no processo de cicatrização da ferida óssea.

• A aplicação de produtos de colagénio microfibrilar é difícil e fastidiosa.

• Recomenda-se a utilização da técnica de pulverização.

• As desvantagens são a inativação por autoclavagem, a utilização em feridas contaminadas pode aumentar a infeção e é dispendiosa em comparação com outros agentes hemostáticos tópicos.

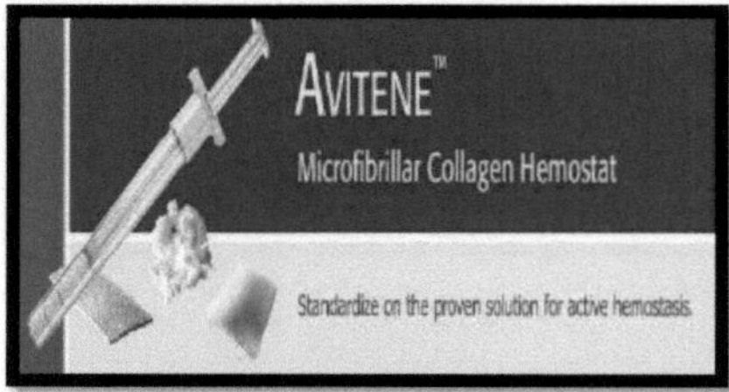

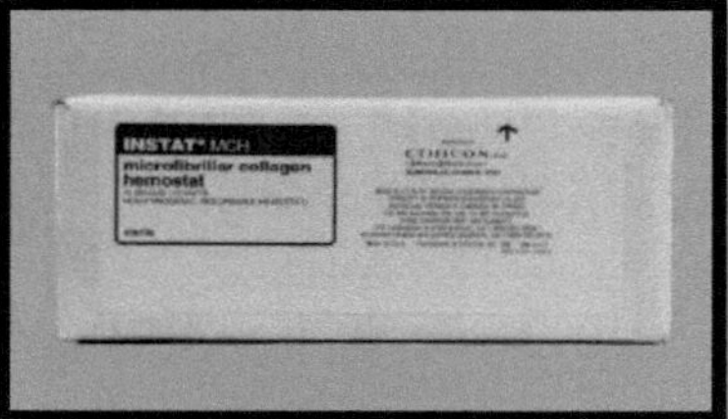

Fig.23. A, Avitene. B, Instat

Surgicel

O Surgicel é uma substância esterilizada quimicamente, semelhante à gaze cirúrgica, preparada pela oxidação da celulose regenerada (oxicelulose), que é fiada em fios e depois tecida numa gaze esterilizada com formaldeído.

O seu modo de ação é principalmente físico, actuando inicialmente como uma barreira ao sangue e depois como uma massa pegajosa que actua como um coágulo ou tampão artificial.

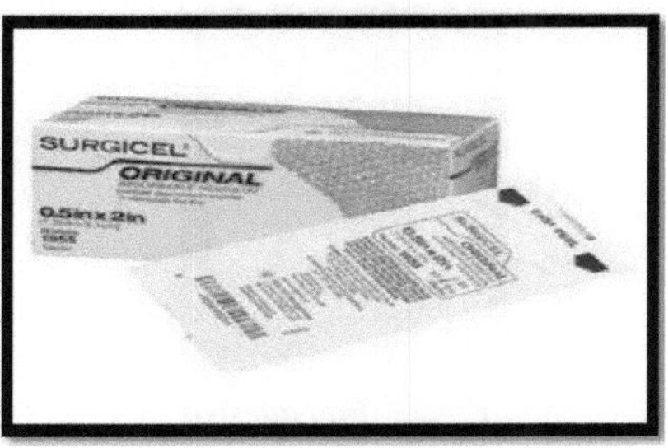

Fig.24. Surgicel

Foi demonstrado que o Surgicel deixado no osso após a cirurgia reduz acentuadamente a taxa de reparação e aumenta a inflamação. Foi descrita a dificuldade em remover completamente o Surgicel das feridas ósseas, sendo que mesmo fragmentos minimamente retidos resultam em inflamação e numa reação de corpo estranho.

OUTROS MÉTODOS UTILIZADOS PARA O ISOLAMENTO APICAL

* Aplicação do dique de borracha
* Utilização de um protetor periodontal para as gengivas
* Dispositivos de silicone

ISOLAMENTO APICAL DO DIQUE DE BORRACHA

Mittal et al. utilizaram um dique de borracha para isolar o ápice da raiz durante a cirurgia apical. Foi levantado um retalho mucoperiosteal completo. A lesão foi curetada. A folha de dique de borracha perfurada foi colocada frouxamente sobre o ápice do dente em questão, que foi então esticada sobre o aspeto lingual do ápice com o instrumento de isolamento do ápice. O dique de borracha foi mantido no lugar pelo instrumento de isolamento e a porção não cortada restante da ponta da raiz sobressaiu através do orifício. O instrumento de isolamento do ápice também serviu mais tarde para retrair os tecidos moles.[3]

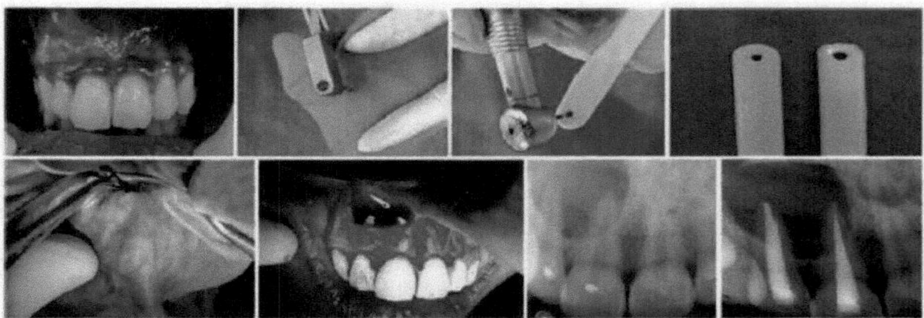

Fig. 25. Isolamento do dique de borracha da extremidade da raiz

PROTECTOR PERIODONTAL PARA GENGIVAS

O protetor gengival é composto por uma resina fotopolimerizável HEMA monómeros de uretano di-metacrilato, carga inerte, pigmentos e fotoiniciadores. Após a obtenção da hemostasia, o protetor é aplicado diretamente no sítio cirúrgico com seringa aplicadora, revestindo todas as suas paredes deixando o ápice do dente exposto e o material é polimerizado ali apenas com fotopolimerizador por 30 segundos. Se houver necessidade, novas porções de material podem ser agregadas até que a cavidade seja isolada.[4]

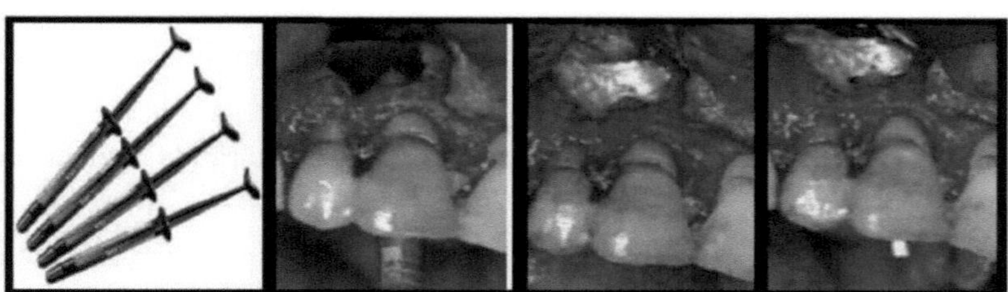

Fig.26. A, Material da seringa do protetor gengival. B, Cavidade cirúrgica antes e depois da aplicação do protetor gengival à volta do ápice da raiz.

TALAS DE SILICONE

Tabarcea Eduard desenvolveu um dispositivo feito de silicone para isolamento apical. Trata-se de um dispositivo de silicone, constituído por um disco de 2,5 cm de diâmetro com uma perfuração central de 2 mm de diâmetro e duas correias paralelas de 1 cm de comprimento. Para o isolamento, o disco é inicialmente colocado no ápice e depois puxado suavemente para expor o ápice da raiz.[5]

Depois de conseguir um controlo adequado da hemorragia, procede-se a uma inspeção cuidadosa da superfície da raiz cortada para identificar quaisquer áreas de possíveis fugas, como o canal acessório, o istmo, as fissuras dentinárias, uma lacuna entre a obturação do canal radicular existente e a parede do canal pulpar, etc., e tratá-las adequadamente.

REFERÊNCIAS

1. Ingle's Endodontics 5th edition, 699-702

2. Contemporary oral and Maxillofacial surgery 4th Edition pg. 26-27

3. S. Mittal, Tarun Kumar, Jyotika Sharma. Jornal de Medicina Dentária Conservadora, maio-junho de 2015 Vol 18 Edição 3

4. Bramante CM, Bramante AS, Bernardineli N, Garcia RB, Moraes IG. Odontologia completa em ciência. 2011; 2(7).

5. Tabarcea Eduard. SCRIBD,ABR 29, 2017

CAPÍTULO 6. TÉCNICA E MATERIAIS DE RESTAURAÇÃO RADICULAR

O objetivo de uma obturação da extremidade da raiz é estabelecer uma vedação entre o espaço do canal radicular e os tecidos periapicais.[1] Após a conclusão da retropreparação, esta tem de ser limpa, inspeccionada e seca antes da colocação de qualquer material de restauração retrógrado.

Método

• No passado, utilizavam-se apenas pontos de papel, mas estes eram muito insuficientes.

• O melhor método de secagem é a utilização de ar aquecido dirigido diretamente para a microcavidade.

• Uma seringa de ar de uma cadeira de dentista não é suficientemente concentrada; é altamente pressurizada (embolia de ar) e provoca salpicos de sangue.

• Atualmente, a seringa Stropko, utilizada com uma ampliação média, permite uma irrigação e secagem previsíveis e fáceis da retrocavidade.[2]

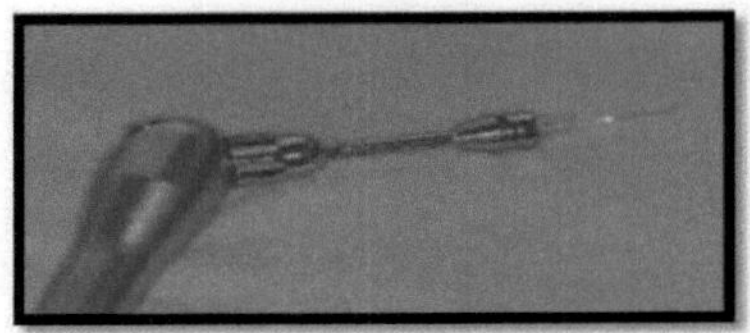

Fig.27. Stropko syringe

Materiais de obturação de extremidades de raízes.

Materiais recomendados: Os materiais de obturação de extremidades radiculares sugeridos até à data incluem,[3]

1. Guttapercha

2. Cones de prata

3. Amálgama

4. Óxido de zinco eugenol

5. Cavit

6. Cimento de policarboxilato

7. Compósito

8. Fosfato de zinco

9. Folha de ouro

10. Cimento de ionómero de vidro

11. Pontos de contacto

12. Parafusos dourados

13. Cimento wonderpack da Ward

14. Poli HEMA

15. Folha de alumínio

16. Marfim e plásticos

17. Dentina em pó misturada com sulfatiazóis

18. Selante de Rickert para canais radiculares

19. Postes e parafusos em titânio

20. Posto de prata

21. Posto de lata

22. Postes de cerâmica de óxido de alumínio

23. Resina de resorcina-formalina

24. Diaket

25. Biobond e adesivo EDH

26. Pinos metálicos de retenção

27. Cimentos ósseos

28. MTA

29. Hidróxido de cálcio

30. Compómero

31. Cimentos de hidroxiapatite

Vários autores sugeriram de 6 a 15 propriedades para um material de enchimento ideal. Estas sugestões podem ser reduzidas a uma lista de 3 elementos críticos: (1) biocompatibilidade (2) selamento apical (3) propriedades de manuseamento. A acrescentar a esta lista está um quarto requisito que é afetado por estes elementos: o sucesso clínico a longo prazo (como demonstrado por estudos prospectivos bem controlados em humanos), mas não há provas conclusivas sobre qual é o melhor material para utilização em condições específicas.[3,4]

AMALGAM

É o material de retro-obturação mais extensivamente utilizado nas últimas sete décadas, mas um dos primeiros relatos da sua colocação como uma obturação da extremidade da raiz após a ressecção é atribuído a Farrar (1884). Mais tarde, Rhein (1897), Faulhaber & Neumann (1912), Hippels (1914) e Garvin (1919) enalteceram o uso de obturações de amálgama na extremidade da raiz.[5]

Vantagens:

- Fácil de manipular.

- Radioopaco.

- Não solúvel nos fluidos dos tecidos.

- Adaptação e estanquidade marginais devido a produtos de corrosão.

- O Amalgambond, um agente de ligação 4-META com amálgama, reduz significativamente a microinfiltração de restaurações de amálgama.

Desvantagens:

- Fuga marginal inicial devido à contração inicial do metal.

- Contaminação dos tecidos periapicais com estanho e mercúrio.

- Sensibilidade de algumas ligas à humidade.

- Coloração de tecidos duros e moles, tatuagem de tecidos, ou seja, argiria focal.

- As amálgamas de prata convencionais recentemente misturadas são muito citotóxicas devido ao mercúrio não reagido.

- Produção de subprodutos corrosivos.

- Sensível à humidade e à técnica.

- É necessária uma preparação da cavidade concebida de forma retentora para a retenção.

- As partículas dispersas não são reabsorvíveis e podem ser difíceis de recuperar.

- Não sela a extremidade radicular tridimensionalmente e não impede a fuga de microrganismos e seus produtos nos tecidos perirradiculares.[5,6]

CONTROVÉRSIAS SOBRE A UTILIZAÇÃO DE AMÁLGAMA COMO UMA EXTREMIDADE DA RAIZ

- Tipo de amálgama

- Fugas e adaptação marginal

- Compatibilidade dos tecidos

- Preparação e manipulação de amálgama

- Pigmentação ou argiria

TIPO DE AMÁLGAMA:

Nos primeiros tempos, os relatórios não especificavam a natureza da amálgama utilizada. Nessa altura, a amálgama com alto teor de cobre foi identificada como sendo irritante para os tecidos, tornando assim a amálgama com baixo teor de cobre o material de eleição.

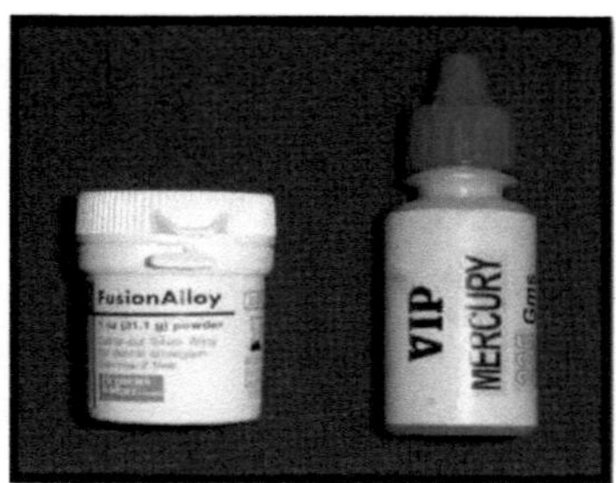

Fig.28. Liga dentária e mercúrio

Mas, novamente, uma inversão de tendências viu o uso de amálgama com alto teor de cobre ser favorecido por muitos clínicos. Uma vantagem citada a favor da amálgama com alto teor de cobre foi a melhoria das propriedades do material. As amálgamas atualmente utilizadas são uma liga de prata, estanho, cobre, zinco com pequenas quantidades de índio e paládio.

• As ligas com elevado teor de cobre parecem ser menos susceptíveis à corrosão.

• A utilização de adesivo dentinário antes da colocação de uma liga com elevado teor de cobre tem-se revelado promissora na eliminação de fugas.

• Alguns estudos referem uma redução da libertação de vapores de mercúrio quando é colocado um selante sobre a liga, embora a durabilidade do selante seja limitada.

• Alguns apoiam a utilização de ligas que não sejam de zinco como material de obturação de extremidades radiculares.[1]

• No entanto, alguns apoiam as ligas com zinco, uma vez que minimizam a quantidade de porosidade, reduzem as tendências corrosivas, melhoram a integridade marginal e reduzem a fratura marginal.[7]

FUGA E ADAPTAÇÃO MARGINAL

Têm sido defendidas várias técnicas para determinar a fuga apical ou a adaptabilidade marginal das obturações de amálgama da extremidade radicular, incluindo corantes, penetração bacteriana, filtração de fluidos e radioisótopos. Os resultados destes estudos mostram que as várias ligas apresentam fugas diferentes e que as ligas convencionais apresentam fugas significativamente menores do que os outros tipos.[8]

• O uso de verniz cavitário, especialmente a copalite, mostrou uma melhoria significativa no selamento inicial do amálgama da extremidade radicular. O verniz sela não só as paredes da preparação da extremidade da raiz, mas também os túbulos dentinários cortados na superfície da raiz.

• Anderson et al. referiram que a utilização de um agente de ligação (4-META) com a amálgama reduz significativamente a microinfiltração das obturações retrógradas de amálgama.[6]

• Estudos efectuados por Tronstad et al. e Abdal et al. descobriram que o selamento apical é significativamente melhorado quando o verniz é aplicado na cavidade antes da colocação de uma obturação de amálgama retrógrada.[6]

• A utilização de um selante de fissuras fotopolimerizável (Helioseal-Vivadent) mostrou uma redução das fugas quando utilizado como adjuvante do selamento da face radicular.

• Gray et al demonstraram que a amálgama vazou significativamente menos do que o super EBA e o cimento ósseo.

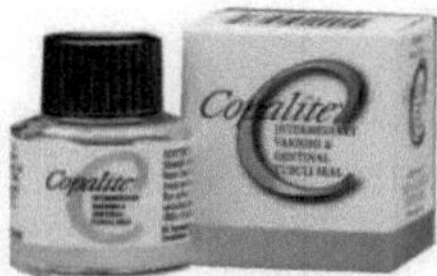

Fig.29. Verniz de copalite

COMPATIBILIDADE DE TECIDOS:

• Estudos de compatibilidade demonstraram que as amálgamas de prata convencionais recentemente misturadas são muito citotóxicas devido ao mercúrio não reagido, com a citotoxicidade a diminuir à medida que o material endurece.[6]

• As ligas com elevado teor de cobre apresentaram maior toxicidade.

• As amálgamas sem zinco são menos citotóxicas em comparação com as amálgamas com zinco.

• Safavi et al. compararam a ligação das células às superfícies de obturação da extremidade radicular em compósito e amálgama, a MEV mostrou uma maior ligação à superfície da amálgama.

• Zhu et al. sugeriram que a amálgama tinha uma toxicidade celular mais elevada para as células do ligamento periodontal humano e para as células semelhantes a osteoblastos humanos do que o IRM e o Super-EBA.[8]

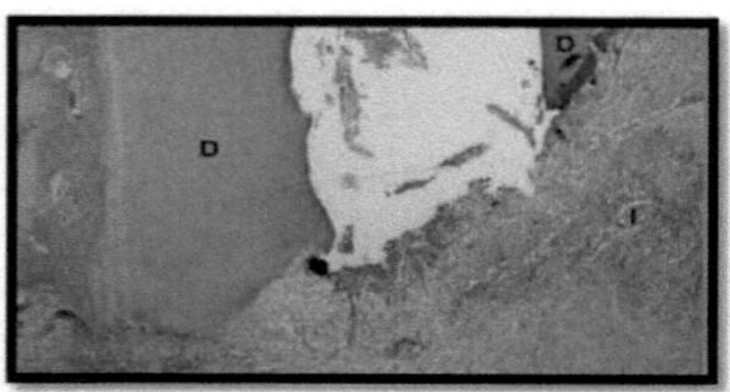

Fig.30. Resposta tecidular a uma obturação de amálgama na extremidade da raiz mostrando inflamação grave (I). Dentina (D). Coloração de hematoxilina e eosina.

PREPARAÇÃO E MANIPULAÇÃO DE MATERIAIS

A preparação e a manipulação da liga de amálgama no momento da colocação são cruciais para determinar a resistência da amálgama, a adaptação marginal, o grau de porosidade e a suavidade da superfície.

Os passos incluem a mistura, trituração, condensação, polimento seguido de escultura, pós-escultura e polimento da amálgama.

• As superfícies de amálgama esculpidas e não polidas são mais propensas à corrosão e também se demonstrou que libertam maiores quantidades de mercúrio na área circundante.

• Já em 1919, Lucas recomendava a obturação dos canais radiculares com amálgama antes da ressecção da raiz.

• No entanto, Haunstein, em 1937, afirmou que não seria possível preencher corretamente um espaço de canal radicular com liga metálica.

• Hill, Hebert, Messing e Cook recomendaram a utilização de obturações de canais radiculares com amálgama antes da ressecção.

• Instrumentos específicos (pistola Messing; transportador de amálgama endodôntico Hill, Endogun) para introduzir amálgama no terço apical das raízes.[1,3]

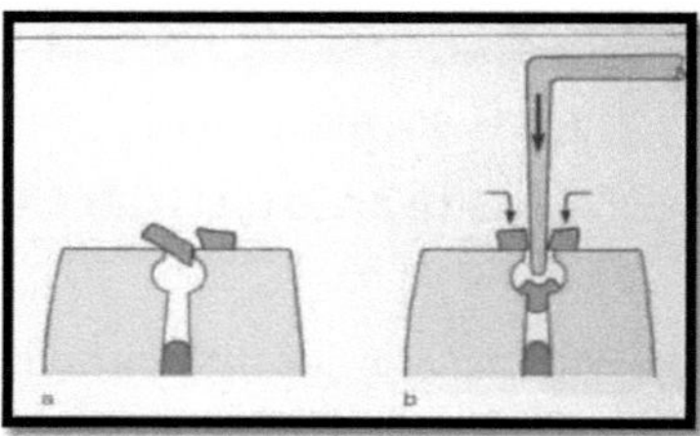

Fig.31. Se o incremento de amálgama não puder ser colocado diretamente na cavidade apical, deve ser colocado centralmente na face cortada da raiz. (a) A pressão de enchimento deve ser aplicada diretamente na cavidade apical. (b) Porções adicionais de amálgama sendo introduzidas lateralmente.

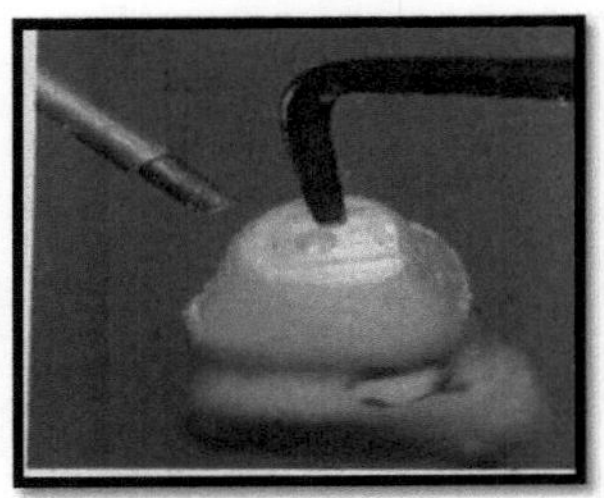

Fig.32. O orifício do suporte de amálgama deve ser mais largo do que a cavidade apical. O obturador deve ser mais estreito.

COLORAÇÃO DE TECIDOS

A possibilidade de argiria após uma ressecção da extremidade da raiz e/ou obturações de amálgama na extremidade da raiz pode dever-se às seguintes fontes

- Amálgama dispersa durante a colocação da obturação da extremidade da raiz.

• Amálgama dispersa no local da cirurgia durante a remoção de uma restauração de amálgama de uma extremidade de raiz falhada.

• Retrobturações de amálgama fracturadas ou soltas.

• Corrosão galvânica ou química da amálgama da extremidade radicular.

Já em 1974, Von Hippel e Lucas, em 1916, advertiam contra a possibilidade de deixar excesso ou partículas de amálgama no local da cirurgia. Muitas vezes, no entanto, pequenas quantidades de pó de amálgama são inevitáveis.

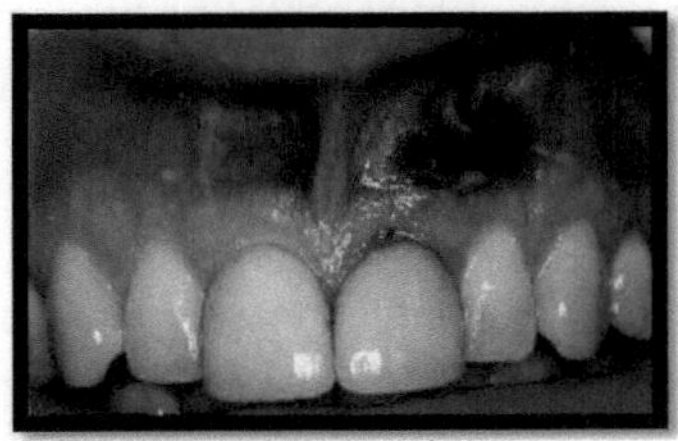

Fig.33. Argiria tecidular

DIRECTRIZES DE UTILIZAÇÃO DO AMLAGAM COMO OBTURAÇÃO DE EXTREMIDADES RADICULARES

Embora a amálgama não seja um material ideal, o cirurgião endodôntico deve estar ciente dos seguintes conceitos quando a amálgama é escolhida como material de obturação da extremidade radicular.

• Controlo da humidade.

• Atualmente, as ligas com elevado teor de cobre são o material de eleição.

- As ligas de zinco são o material de eleição se a humidade for controlada.

- O verniz ou os agentes de ligação da dentina devem ser utilizados antes da colocação da liga.

- Condensar, brunir, esculpir e brunir cuidadosamente a liga com movimentos direccionados para a interface dentina-liga.

- Criar uma superfície de liga metálica com acabamento suave.

- Evitar a dispersão da liga no local da cirurgia.

FOLHA DE OURO

Durante anos, a folha de ouro foi reconhecida como o principal material de restauração. Alguns dos primeiros relatórios sobre a sua utilização como material de obturação da extremidade radicular são atribuídos a Schuster, em 1913, e a Lyons, em 1920.5 Os relatórios das décadas de 1960 e 1980 continuaram a recomendar a sua utilização devido à facilidade de manipulação direta. Apresenta uma perfeita adaptabilidade marginal, suavidade da superfície e biocompatibilidade dos tecidos.

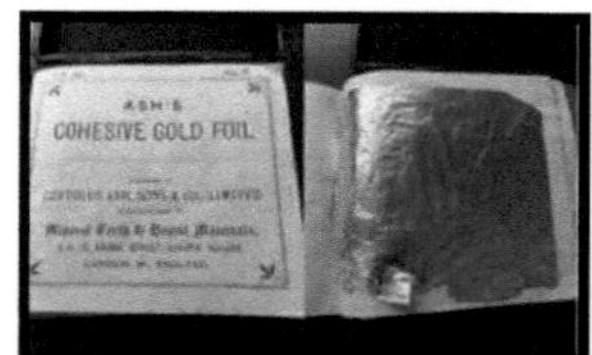

Fig.34. Folha de ouro

Os implantes de folha de ouro produzem apenas uma reação tecidular ligeira. Quando comparado com o IRM, a resina composta, a amálgama e o ionómero de vidro, a folha de ouro foi menos tóxica. Verificou-se que a folha de ouro é o melhor material de selamento apical no que diz respeito à melhoria da força de mordida. Os estudos de fugas em preparações de extremidades radiculares indicaram fugas mínimas ou inexistentes.[9]

Os estudos de citotoxicidade indicaram variações na inibição do crescimento celular com base na formulação do ouro. O ouro em pastilhas finas não inibiu o crescimento celular, ao passo que as formulações mais recentes (New Biofil e Karat) inibiram até 80% do crescimento celular. Os estudos de biocompatibilidade dos tecidos indicaram uma reação ligeira a pedaços irregulares e pouco condensados de folha de ouro. Os estudos de adaptação marginal e de fuga indicaram uma fuga mínima ou nula.[3]

Kopp e Kresberg relataram uma taxa de sucesso de 90,5% em 440 casos de obturação de extremidades radiculares com folha de ouro durante um período de 3,5 anos. No entanto, a avaliação e a análise retrospetiva foram limitadas a 6-12 meses.[10]

A chave para o alegado sucesso na utilização da folha de ouro foi a estreita adaptação às paredes dentinárias e a capacidade de polir altamente a obturação metálica. Embora possua propriedades favoráveis, a utilização rotineira da folha de ouro como material de obturação da extremidade radicular não parece ser prática devido à necessidade de estabelecer um ambiente livre de humidade, colocação cuidadosa e acabamento.[3,4,9]

CONES DE PRATA

Os cones de prata têm sido utilizados para obturar os canais radiculares desde o início da década de 1930. A capacidade dos cones de prata para selar tridimensionalmente o sistema de canais radiculares tem sido justificadamente posta em causa, uma vez que a natureza circular e cónica do cone fornece apenas um núcleo central de material que é rodeado por um mar de cimento para canais radiculares. Este problema anatómico é acentuado após a ressecção angulada da extremidade da raiz, uma vez que são visíveis grandes áreas de cimento entre o cone e a parede da dentina. Estas lacunas podem ser especialmente grandes em dentes com canais vestibulolinguais largos ou que exibam barbatanas extensas ou becos sem saída ao longo da anatomia facial ou lingual do canal.

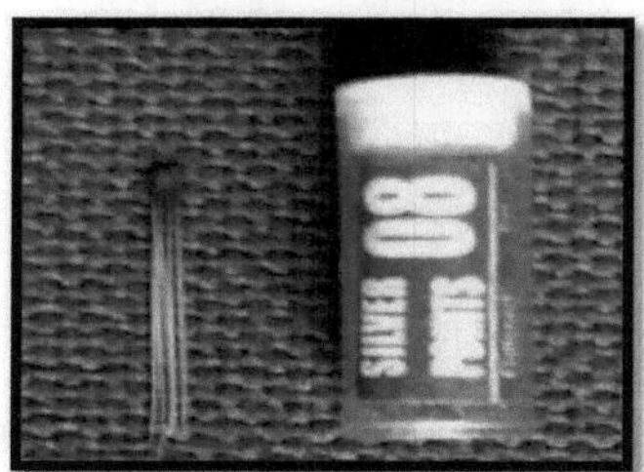

Fig.35. Pontas de prata

Sommer, em 1946, apresentou uma técnica de preenchimento da extremidade da raiz com um cone de prata após a instrumentação do canal reverso. O cone foi inserido no canal na extremidade da raiz ressecada, batido no local com um cinzel e cortado e alisado ou polido para confirmar a superfície da raiz ressecada.

Elkof recomendou uma abordagem semelhante, especialmente quando estava presente uma coroa pós-core. Foi concebido um instrumento especial para exercer pressão ao longo do eixo longo do "Silverstiff" durante a colocação, desde a extremidade da raiz ressecada até à extensão apical do poste do canal. Maxmen, Pryor e Summers recomendaram que se puxasse ou batesse com um cone de prata através da extremidade da raiz ressecada, seguido de trituração ou planificação do cone nivelado com a superfície ressecada.

Trice recomendou uma broca de fissura para cortar os cones de prata previamente colocados, seguida de um alisamento da superfície com uma broca redonda. Cummings e colaboradores recomendaram a remoção de cones de prata sobre-extendidos com um movimento de escovagem ligeiro de uma broca de fissura de alta velocidade. No entanto, estas técnicas não recomendaram especificamente a colocação de uma obturação da extremidade da raiz após a ressecção de uma obturação de cone de prata.

Harrison e Todd demonstraram que a ressecção das extremidades radiculares de dentes com raízes unitárias obturadas com cones de prata unitários e selante afectava negativamente o selamento, necessitando de uma obturação da extremidade radicular.

Para além do forte potencial para a existência de espaços vazios e fugas entre um cone de prata ressecado e a parede da dentina, a corrosão de um cone metálico trabalhado é um fator importante para a irritação contínua dos tecidos perirradiculares e para o insucesso final dos casos de cones de prata ressecados. Idealmente, os dentes que contenham cones de prata e que necessitem de cirurgia devem ser tratados não cirurgicamente, se possível antes da cirurgia, removendo quaisquer produtos de corrosão da prata do sistema de canais radiculares e substituindo o cone de prata por uma guta-percha m3 bem condensada e um selante do canal radicular.

ORIENTAÇÕES RELATIVAS AOS CONES DE PRATA

• Os cones de prata não podem obturar tridimensionalmente o espaço do canal radicular, especialmente nas áreas coronais ao ápice que são susceptíveis de serem expostas durante a ressecção.

• A ressecção de uma extremidade radicular que contenha um cone de prata abrirá espaços vazios entre o cone e a parede da dentina.

• A ressecção de um cone de prata fará com que o material seja metalizado, acentuando o seu potencial corrosivo. Durante longos períodos de tempo, os produtos corrosivos que se formam podem ser altamente citotóxicos.

• Os cones de prata não podem ser polidos para aperfeiçoar a vedação apical.

• A obturação do extremo da raiz está indicada em todos os casos de ressecção do extremo da raiz quando está presente um cone de prata.

GUTTA PERCHA

Até ao desenvolvimento da guta-percha termoplastificada, a colocação de guta-percha como material de obturação da extremidade radicular não era defendida. No entanto, muitos estudos que defendiam o tratamento do canal radicular numa única consulta, associado a cirurgia, utilizavam a guta-percha para selar o ápice da raiz com ou sem ressecção da extremidade radicular. Nestes casos, a guta-percha não foi condensada apicalmente, ou puxada através do forame apical, mas também manipulada na interface da sua margem apical com as paredes da dentina da raiz para melhorar a sua adaptação e selamento.

Isto foi conseguido com a utilização de solventes, escavadoras, bisturis, brocas e brunidores, tanto a quente como a frio, ou se se presumisse que a raiz tinha um preenchimento de guta-percha bem condensado, era simplesmente ressecada sem qualquer manipulação da interface guta-percha-dentina.

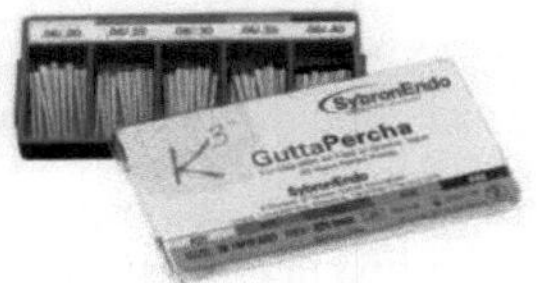

Fig.36. Guta-Percha

Uma vez que a guta-percha é considerada relativamente não reabsorvível e impermeável à dissolução do fluido tecidular, a sua biocompatibilidade e adaptabilidade física à parede do canal radicular devem ser consideradas. Quanto mais eficaz for um material obturador na selagem do sistema de canais radiculares e na manutenção dessa selagem, maior será a sua compatibilidade.

Estudos de implantes ósseos, estudos de implantes de tecido conjuntivo e tecido perirradicular para guta-percha no ápice da raiz demonstraram uma tolerância aceitável do tecido pela justaposição de tecido conjuntivo fibroso, encapsulamento fibroso ou inflamação crónica ligeira.

No entanto, a adaptação do material ao sistema de canais radiculares e o selamento apical final dependem de uma multiplicidade de variáveis.

- Natureza da guta-percha:

A guta-percha deve ter uma elevada rigidez, flexibilidade e resistência ao escoamento. Para além disso, também deve ter uma elevada percentagem de alongamento e baixa resiliência. Mas, para obter estas propriedades, são necessárias proporções químicas opostas às encontradas nos materiais de obturação endodôntica de guta-percha.

Mecanicamente, a guta-percha tem propriedades elásticas e viscosas, sendo por isso designada por viscoelástica. Esta propriedade manifesta-se durante a utilização no canal radicular. A guta-percha necessita de uma força de condensação grande e sustentada durante um período de tempo adequado para se deformar plasticamente. Quanto mais se deforma, mais flui e se adapta à parede da dentina, diminuindo as lacunas na interface guta-percha-dentina.

Isto parece ser verdade durante a obturação não cirúrgica do canal radicular, bem como na condensação apical após a ressecção. Além disso, os níveis elevados de óxido de zinco em algumas gutta-perchas dentárias tendem a aumentar a fragilidade e a diminuir a resistência à tração final. Por conseguinte, esta variação na composição terá um efeito adicional na adaptação dos materiais de obturação às margens da dentina.

• Exaustividade da condensação:

Há anos que muitos profissionais estão a conseguir um grau de sucesso respeitável, mesmo sem a colocação de um material de obturação da extremidade radicular, mas com uma obturação e ressecção adequadas das extremidades radiculares. Harrison e Todd mostraram que a ressecção da extremidade da raiz com um instrumento rotativo de alta velocidade não afectava negativamente a propriedade de selamento da obturação com um cimento de guta-percha bem condensado e Brophy discutiu o alisamento da guta-percha na extremidade da raiz ressecada. Clinicamente, Ross indicou em 1973 que a guta-percha se arrastava devido à rotação da broca durante a ressecção da extremidade radicular. No entanto, este conceito não foi investigado cientificamente até 1975, quando Cunnigham demonstrou que a obturação com guta-percha apresentava rasgões e arrastamento da ressecção da dentina.

• Colocação e condensação de Gutta-percha:

Já em 1916, a tração da guta-percha através da extremidade da raiz ressecada também tinha sido defendida para assegurar a máxima adaptação às paredes dentinárias. No entanto, foi demonstrado que isto resulta em espaços vazios na interface guta-percha-dentina, uma vez que a guta-percha tende a retrair-se das paredes, criando espaços significativos na interface. A maioria dos autores recomendou a condensação coronal da guta-percha no terço apical do canal e através do forame, antes da remoção do material em excesso. Esta abordagem asseguraria uma melhor adaptação do selante de guta-percha às paredes dentinárias.

• Utilização de solventes :

Várias técnicas de solventes foram defendidas para melhorar a adaptação da guta-percha na porção apical do canal antes da ressecção, no ápice da raiz, se não houver ressecção prevista, ou na superfície da raiz ressecada. Os solventes utilizados eram o eucaliptol, o clorofórmio ou a colofónia para amolecer e melhorar a adaptação da guta-percha no ápice, com ou sem ressecção. No entanto, foi demonstrado que o material perde a sua estabilidade dimensional à medida que o solvente é retirado da mistura.

• Tipo de instrumento utilizado para a adaptação da guta-percha:

Foram recomendados vários instrumentos, tais como brocas, bisturis, colheres, escavadoras, instrumentos de enchimento de plástico e brunidores, para remover, contornar ou adaptar o material de enchimento de guta-percha demasiado extenso para aperfeiçoar a interface marginal. No entanto, a qualidade da adaptação parece depender do operador. Blum, em 1930, afirmou que a broca de ressecção polia a guta-percha no orifício. Ross, em 1973, indicou que a guta-percha se arrasta devido à rotação da broca durante a ressecção da extremidade da raiz.

- Temperatura do instrumento utilizado para remover a guta-percha:

Os estudos centraram-se na controvérsia em torno da utilização de um instrumento frio ou quente para remover o excesso de material de obturação e adaptá-lo às margens da dentina, quer no ápice normal, quer na extremidade da raiz ressecada. Durante anos, defendeu-se a utilização de um instrumento morno a quente para alisar ou polir a guta-percha no ápice normal ou na extremidade da raiz ressecada.

Em 1980, esta técnica foi criticada num estudo SEM por Tanzilli et al. Eles compararam a utilização de um instrumento de plástico quente num movimento de corte ou de queimadura e uma bola fria para adaptar a guta-percha na extremidade da raiz ressecada. O seu estudo revelou defeitos como o espaçamento constante entre o material e a dentina. Buraco circular com bolha que foi encontrado após a aplicação de calor e pullaway - vazio provavelmente causado pelo instrumento que puxa a guta-percha para longe da dentina. Tamanho médio da discrepância pullaway - 104p Blister - 62p (largura) e 109p (comprimento).

Esses achados e sua subsequente interpretação, especialmente quando comparados ao brunimento a frio, que exibiu seu maior defeito como 5,6 pmm, criaram consternação entre os cirurgiões endodônticos. A guta-percha fria pareceu ter uma adaptação superior tanto ao amálgama quanto às obturações de guta-percha após a ressecção da extremidade radicular.

King et al. demonstraram que a guta-percha polida a frio com selante tinha significativamente menos fugas ao longo do tempo do que a amálgama com verniz e o ionómero de vidro com prata.

A colocação de guta-percha termoplastificada como preenchimento de extremidades radiculares tem sido objeto de uma avaliação crescente, com resultados preliminares semelhantes aos métodos anteriores de gestão da guta-percha.

Abdal e Retief, no seu estudo, observaram que a guta-percha selada a quente proporciona um melhor selamento em comparação com a amálgama, o IRM e o super EBA. Foi referido que se pode obter um melhor selamento com guta-percha termoplastificada do que com amálgama com e sem verniz.[5,9]

- Selantes para canais radiculares:

Os selantes de canais radiculares utilizados em conjunto com materiais obturadores de núcleo sólido destinam-se a melhorar a vedação hermética ou estanque ao fluido em todo o sistema de canais radiculares. Terão uma influência direta na selagem do sistema de canais radiculares após a ressecção da extremidade radicular e na cicatrização perirradicular na superfície radicular ressecada com ou sem uma obturação da extremidade radicular.

Os selantes comerciais são geralmente agrupados em: a) à base de eugenol, b) à base de não-eugenol, c) à base de terapêuticos. Os selantes não à base de eugenol utilizam solventes como o clorofórmio ou o eucaliptol, que demonstraram ser tóxicos nas fases iniciais da aplicação do selante. Os vedantes terapêuticos contêm materiais como o iodofórmio, o paraformaldeído ou o trioximetileno, que alegadamente possuem propriedades terapêuticas.

Inicialmente, todos os selantes podem causar inflamação dos tecidos e danos celulares. Após a ressecção em dentes obturados com estes selantes, há um contacto significativo destes selantes com os tecidos perirradiculares, o que pode resultar numa destruição extensa dos tecidos, com ou sem obturação radicular.[3,5]

Embora este material não reabsorvível e biocompatível tenha boas características de manuseamento, apresenta as seguintes desvantagens

1. É sensível à humidade.

2. O selamento apical depende da estrutura da guta-percha, do seu grau e condensação, e da natureza e quantidade do selante do canal radicular utilizado.

3. Existe uma tendência para as suas margens se abrirem quando a interface da raiz do canal é cortada, aquecida ou polida.[6]

Resinas compostas

Utilizada em combinação com um agente de ligação à dentina, a resina composta é outro exemplo de um material (e técnica) emprestado da dentisteria de restauração e adaptado à cirurgia endodôntica. A criação de um selamento apical resistente a fugas é possível com este material, embora tal utilização seja sensível à técnica. É necessário um campo seco para o agente de ligação à dentina e para o preenchimento da extremidade radicular com resina composta, embora alguns destes preenchimentos possam ser menos sensíveis à humidade.

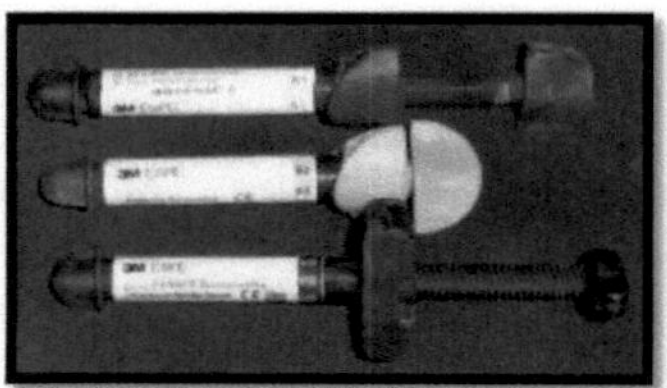

Fig.37. Resina composta

- As resinas compostas convencionais contêm uma matriz orgânica polimerizável, cargas inorgânicas e um agente de acoplamento de silano. TEGDMA, bis- GMA e UDMA foram detectados em extractos aquosos e o formaldeído pode ser libertado durante um longo período de tempo. Estes componentes podem ser a razão pela qual o material exibe efeitos altamente antibacterianos contra *P.gingivalis, P.intermedia, P.endodontalis, F.nucleatum*. Sabe-se que os derivados da matriz do esmalte (EMD) revestidos nas superfícies da dentina radicular promovem a regeneração periodontal. As biópsias periapicais de dentes com obturações retrógradas de resina composta mostraram a deposição de cemento e a reformação do ligamento periodontal sobre as obturações de resina. Foi efectuada uma experiência para avaliar a aderência do EMD nos materiais de obturação da extremidade radicular para comparar amálgama, IRM e resina composta. Verificou-se que grandes quantidades de EMD aderiram à resina composta. Isto poderia ser uma explicação para a regeneração periodontal observada com obturações de resina composta.[11] Zhu et al. (2000) mostraram que a adesão dos osteoblastos ao compósito é a mesma nos compósitos e no MTA.[12]

Alguns autores sugeriram uma preparação ligeiramente côncava (em vez de uma cavidade profunda convencional) seguida de uma ligação de resina subsequente a toda a extremidade da raiz ressecada.[4,6] A utilização de um agente de ligação à dentina e de resina composta também permite uma preparação conservadora da extremidade radicular.

A biocompatibilidade de agentes de ligação à dentina e resinas compostas seleccionadas parece favorável; foi relatada a reinserção de fibras do ligamento periodontal. No entanto, não foi estabelecido que essa reinserção esteja relacionada com o sucesso a longo prazo. A vantagem desta técnica é o facto de selar os túbulos dentinários expostos, bem como o(s) canal(is) principal(is). Todas as resinas polimerizadoras deixam uma camada superficial não curada inibida pelo oxigénio que pode interferir com a cicatrização inicial e que, por isso, deve ser removida com um cotonete antes do encerramento da ferida.

As resinas compostas, devido aos seus efeitos citotóxicos ou irritantes no tecido pulpar, têm recebido pouca atenção como materiais de obturação da extremidade radicular. Algumas resinas compostas e materiais de ligação à dentina apresentam uma citotoxicidade inicial que pode persistir durante 30 dias ou mais. Uma vez que as propriedades físicas e químicas das resinas compostas variam muito, é importante selecionar uma com biocompatibilidade demonstrada.[6] Os efeitos citotóxicos são uma função dos métodos de avaliação utilizados e, quando os agentes são utilizados corretamente, os efeitos citotóxicos são substancialmente reduzidos ou eliminados. McDonald e Dumsha compararam o compósito com um agente de ligação à dentina, o compósito isolado, a cavidade, a amálgama, a guta-percha brunida a quente e a guta-percha brunida a frio e concluíram que o compósito com um agente de ligação à dentina apresentou a menor quantidade de fugas, seguido do compósito isolado, quando ambos foram colocados diretamente na superfície radicular ressecada. Estes resultados sugerem que a preparação de uma cavidade na extremidade da raiz pode ser evitada. A resina composta fotopolimerizável mostrou uma fuga apical significativamente menor do que a amálgama e o cetac-prata. Rud et al aplicaram Glumaiw *vivo* em casos que necessitavam de cirurgia perirradicular e compararam-no com casos tratados com preenchimentos de amálgama na extremidade da raiz. O Gluma apresentou uma cicatrização completa em 74% dos casos, em comparação com a amálgama, que apenas se manifestou em 59% dos casos. Rud et al. demonstraram um excelente sucesso clínico a longo prazo com a utilização da resina composta Retroplast e do agente de ligação à dentina Gluma (Bayer AG).[4,9,13]

Os agentes de ligação à dentina isolados têm sido propostos para a obturação das extremidades radiculares. No entanto, devem ser utilizados com precaução porque dois agentes de ligação de dentina polimerizada testados afectaram negativamente a viabilidade dos monócitos num ensaio de cultura de células.[14]

A utilização correcta dos agentes de ligação à dentina e da resina composta pode desempenhar um papel significativo na melhoria da obturação final da extremidade radicular e os benefícios da sua utilização justificam uma avaliação mais aprofundada.[4,5,6]

GIC

O cimento de ionómero de vidro foi introduzido como um novo material de restauração no início da década de 1970. Baseiam-se na reação de partículas de vidro de fluoroaluminossilicato de cálcio solúveis em ácido e lixiviáveis por iões com ácido polialcenóico. Possuem propriedades adesivas, formando uma ligação química com a dentina, e têm uma propriedade significativa de libertação de flúor. Os cimentos de ionómero de vidro modificados com resina foram descritos pela primeira vez por Antonucci et al para melhorar as propriedades físicas e as características de manuseamento. Contêm um monómero, como o metacrilato de hidroxietilo (HEMA) ou o metacrilato de bisfenol-A-glicidilo (bis-GMA), juntamente com um foto-iniciador, como a canforoquinona.

Geralmente, os ionómeros de vidro são de presa lenta, difíceis de manusear e muito sensíveis à contaminação por humidade. A sua utilização num campo cirúrgico apenas amplifica este problema. Os ionómeros de vidro modificados com resina - Vitrebond, como potencial material de obturação do extremo radicular, melhoraram as propriedades de manuseamento e apresentaram uma boa capacidade de adaptação e selamento. A capacidade de selamento dos cimentos de ionómero de vidro fotopolimerizados foi significativamente melhor do que a da amálgama e também ligeiramente melhor do que os cimentos de ionómero de vidro convencionais.[11]

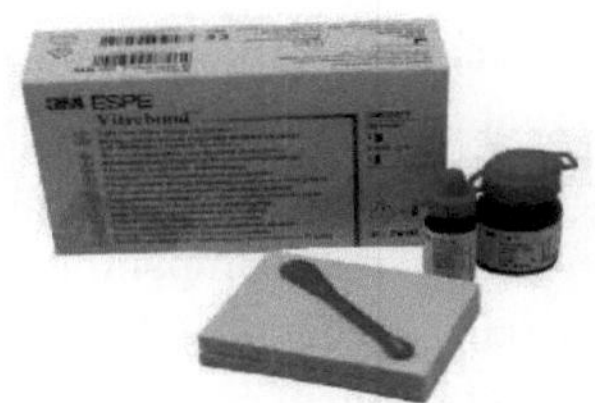

Fig.38. GIC modificado com resina

Estudos de biocompatibilidade mostraram evidências de citotoxicidade inicial com amostras recém-preparadas, com diminuição da toxicidade à medida que a presa ocorre.[5] Foram também experimentados cimentos de ionómero de vidro reforçados com prata, que mostraram uma boa tolerância, mas libertaram mais quantidades de prata, o que causou uma descoloração semelhante à da amálgama e os produtos de corrosão foram citotóxicos.

Num estudo comparativo da resposta tecidular à amálgama, ao Vitrebond e ao Kalzinol num modelo experimental de canais radiculares infectados, o Vitrebond e o Kalzinol mostraram uma resposta tecidular consideravelmente mais favorável do que a obturação da extremidade radicular com amálgama, mesmo a curto prazo. Após uma semana, a melhor resposta geral dos tecidos foi para Vitrebond, seguido de Kalzinol. Estes são mais fáceis de manusear e a fotopolimerização ajuda a controlar a reação de presa, mas a manutenção de um campo seco durante a colocação ainda representa um desafio, uma vez que pode interferir com a ligação à dentina.[11]

Foi demonstrado que a adaptação marginal e a adesão dos cimentos de ionómero de vidro à dentina melhoram com a utilização de condicionadores ácidos e vernizes.[9]

Chong et al. utilizaram GIC fotopolimerizável e reforçado com resina como material de preenchimento retrógrado. Apresentou menos microinfiltração devido à menor sensibilidade à humidade, menor retração de cura e penetração mais profunda do polímero na superfície da dentina. De acordo com Mac Neil K et al. a capacidade de selamento do CIV foi afetada negativamente quando as cavidades da extremidade da raiz estavam contaminadas com humidade no momento da colocação do cimento. Foi referido que os cimentos de ionómero de vidro mais recentes que contêm pó de metal de vidro têm menos fugas e não apresentam sinais patológicos.

Os ionómeros de vidro têm as seguintes desvantagens:

1. O preparado de raízes deve estar absolutamente seco.

2. A vedação é afetada negativamente pela humidade e pelo baixo PH.[6]

Compomidores

Os compómeros que são resinas compostas modificadas com poli-ácidos foram desenvolvidos para combinar a propriedade de libertação de flúor dos cimentos de ionómero de vidro com as propriedades mecânicas das resinas compostas. A reação de presa é uma polimerização de adição que é iniciada pela luz, semelhante às resinas compostas.

O monómero contém grupos funcionais ácidos e o material fixa-se através de uma reação de polimerização radical livre. Não se liga à estrutura dentária como o cimento de ionómero de vidro, mas necessita de um agente de ligação como as resinas compostas. Os compómeros podem libertar flúor nos primeiros dias após a polimerização devido à presença de cargas de vidro lixiviáveis por iões, semelhante aos cimentos de ionómero de vidro. Num estudo realizado para comparar a amálgama de prata e o compómero como materiais de obturação retrógrada, um estudo histológico das amostras envolvendo obturação retrógrada com amálgama em modelos animais revelou uma biocompatibilidade média com formação óssea limitada e inflamação moderada. O grupo do compómero apresentou uma maior inflamação, demonstrando a sua baixa biocompatibilidade, mas também apresentou um maior crescimento do cemento radicular. Outros estudos com um implante intraósseo in vivo em coelhos mostraram que tem uma boa biocompatibilidade como o Super-EBA. Os tecidos gengivais parecem aderir ao material, permitindo que os fibroblastos se reformulem à volta do ápice da raiz em que é colocada a obturação radicular de compómero. Foi demonstrado que o Dyract tem bons efeitos anti-bacterianos contra *P.gingivalis, P.intermedia,* P.*endodontalis e F.nucleatum.* A libertação de monómeros residuais e aditivos após a polimerização pode ser a razão para o efeito antibacteriano. Os resultados de um estudo eletroquímico da capacidade de selamento do super-EBA, do MTA e do Dyract-flow mostraram que a capacidade de selamento do Dyract-flow é igual à do super-EBA e do MTA.[6]

Óxido de Zinco Eugenol (ZOE) e Cimentos ZOE Reforçados

Os cimentos de óxido de zinco eugenol estão entre os materiais de obturação de extremidades radiculares mais comummente utilizados e recomendados. Os cimentos ZOE, com o objetivo de melhorar as suas propriedades físicas, foram sujeitos a várias modificações. As modificações mais recentes dos compostos ZOE, como o IRM e o Super EBA, proporcionam um melhor selamento apical.

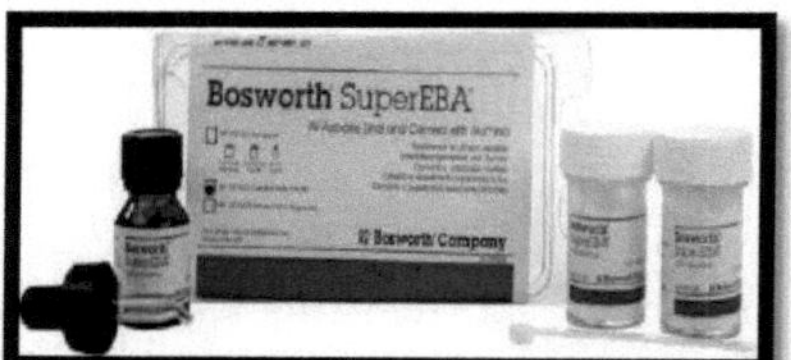
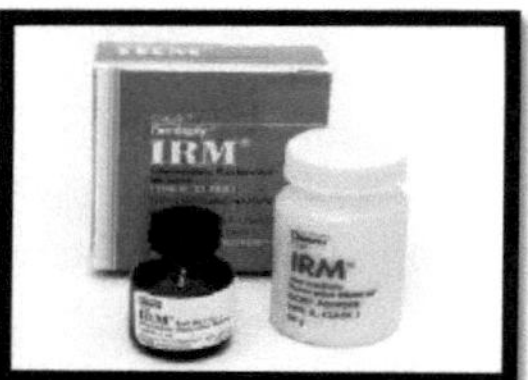

Fig.39. A, Super-EBA. B, IRM

Super EBA:

Neste caso, há uma substituição de parte do líquido de eugenol pelo ácido ortoetoxibenzóico (EBA) e a adição de alumina ao pó. O Super-EBA foi desenvolvido na década de 1960 e foi originalmente fabricado pela Staines em Inglaterra. Continha um componente em pó com 60% de óxido de zinco, 34% de dióxido de silício, 6% de resina natural e um componente líquido com 62,5% de ácido orto-etoxibenzóico e 37,5% de eugenol. A Harry.J.Bosworth Co. utilizou o mesmo componente líquido e substituiu o dióxido de silício no pó por 34% de alumina. O Super EBA apresenta uma elevada resistência à compressão, uma elevada resistência à tração, um pH neutro e uma baixa solubilidade. Um estudo comparativo da solubilidade de alguns materiais de obturação de extremidades radiculares efectuado por Poggio et al. em 2007 mostrou que o IRM, o Super-EBA e o MTA não apresentavam sinais de solubilidade em água. Também foi demonstrado que tem boas características de selamento. Um estudo de microinfiltração in vitro efectuado por Yaccino et al em 1999 sugeriu que o Super-EBA de presa rápida ou regular, utilizado em várias consistências, pode ser aceitável como obturações de extremidades radiculares. Adere bem à estrutura dentária, mesmo em condições de humidade. Os relatórios mostram uma boa resposta de cicatrização ao super-EBA com uma inflamação crónica mínima no ápice da raiz. A utilização do Super EBA como material de obturação do extremo da raiz foi sugerida por Oynick e Oynick em 1978. Relataram que as fibras de colagénio cresciam sobre as obturações radiculares de Super EBA e afirmaram que o material era biocompatível.

Baek et al. compararam as respostas dos tecidos periapicais e a regeneração do cemento em resposta a três materiais de obturação de extremidades radiculares amplamente utilizados, amálgama, Super EBA e Agregado de Trióxido Mineral (MTA), e concluíram que o Super EBA era superior à amálgama como material de obturação de extremidades radiculares.

Pitt Ford TR et al. examinaram o efeito do cimento Super EBA como uma obturação da extremidade da raiz colocada em oito raízes de molares em macacos. A resposta dos tecidos ao Super EBA foi muito ligeira, tendo sido observadas apenas algumas células inflamatórias na extremidade da raiz de 3 das 8 raízes preenchidas. Conclui-se que a resposta tecidular ao Super-EBA como obturação radicular é aceitável e consideravelmente mais favorável do que à amálgama.

Torabinejad .M et al. examinaram a reação tecidular do Super-EBA e do MTA implantados nas mandíbulas de cobaias e mostraram que tanto o Super-EBA como o MTA são biocompatíveis. No entanto, o super-EBA é radiolúcido e sensível à técnica e o teor de eugenol do super-EBA pode ser uma fonte de irritação para os tecidos.[5,6]

IRM:

O IRM é um cimento de óxido de zinco eugenol modificado pela adição de 20% de polimetilmetacrilato em peso ao pó. O efeito do IRM como uma obturação da extremidade da raiz colocada nos dentes antes da reimplantação foi observado por Pitt Ford et al em 1994 e a resposta do tecido foi considerada menos grave do que a da amálgama. O eugenol contido no IRM pode ter uma afinidade com o metacrilato de metilo, o que reduz a sua libertação nos tecidos, reduzindo assim a citotoxicidade. Os cimentos de óxido de zinco e eugenol, IRM e super-EBA foram analisados quanto à sua libertação de zinco e eugenol por Alaseed et al em 2008. A libertação de eugenol do IRM através desta análise de componentes lixiviados foi obviamente mais elevada do que a do Super-EBA devido ao teor comparativamente mais elevado de eugenol. Mas esta maior libertação de eugenol não

aumentam a sua citotoxicidade; o super-EBA foi mais tóxico. Assim, a libertação de zinco pode ser a principal causa de toxicidade devido aos cimentos ZOE. O IRM demonstrou ter um melhor selamento do que a amálgama ou o super-EBA. O IRM mostrou uma boa atividade anti-bacteriana contra *S.aureus*, *E.faecalis*, *P.aeruginosa*.[5,11]

Pitt Ford TR et al. examinaram o efeito das obturações radiculares de IRM na cicatrização após reimplantação em 21 dentes molares de macacos e concluíram que a resposta dos tecidos às obturações radiculares de IRM em dentes reimplantados foi menos grave e menos extensa do que à amálgama.

Harikaran et al. avaliaram a capacidade de selamento de três materiais diferentes para obturação retrógrada e revelaram que as pontuações de fuga de corante eram mais baixas no IRM. A capacidade de selamento do IRM foi significativamente melhor do que a da amálgama e do ionómero de vidro.

Trope et al., num estudo histológico, confirmaram a boa resposta dos tecidos tanto ao EBA como ao IRM. O Super EBA adere bem a si próprio e pode ser adicionado gradualmente conforme necessário, mas o IRM não. Os cimentos de óxido de zinco-eugenol (IRM e Super-EBA) são melhor misturados até obterem uma consistência argilosa espessa, moldados num pequeno cone e fixados na parte de trás de uma escavadora de colher ou na ponta de um instrumento de plástico ou de um escultor Hollenback e colocados na preparação da extremidade da raiz.

Estes cimentos de óxido de zinco apresentam as seguintes desvantagens

1. São sensíveis à humidade.

2. Provocam uma primeira irritação dos tecidos.

3. A capacidade de reabsorção é questionável.[6]

Cimento de fosfato de cálcio (CPC)

Desenvolvido pelo Centro de Investigação Dentária ADA-Paffenbarger no Instituto Nacional de Normas e Tecnologia dos Estados Unidos, o CPC é uma mistura de dois compostos de fosfato de cálcio, um ácido e outro básico. Vulgarmente conhecido como cimento de hidroxiapatite, é composto por reagentes de fosfato tetracálcico e fosfato dicálcico. Estes compostos, quando misturados com água, reagem isotermicamente para formar um implante sólido composto por hidroxiapatite carbonatada. O cimento final consiste em quase todo o material cristalino, e a porosidade está em relação direta com a quantidade de solvente utilizado. É tão radiopaco como o osso. Quando combinado por dissolução na humidade, mesmo no sangue, o CPC transforma-se em hidroxiapatite. Demonstra uma excelente biocompatibilidade, não provoca uma resposta inflamatória sustentada ou uma reação tóxica. A sua resistência à compressão é superior a 60 MPa e tem demonstrado manter a sua forma e volume ao longo do tempo. Um estudo *in vivo efectuado em* macacos revelou o desenvolvimento de nova formação óssea imediatamente adjacente ao CPC. Os implantes de CPC são reabsorvidos lentamente e são substituídos por osso natural numa proporção aproximada de 1:1 de forma osteocondutora. A CPC parece ser bastante promissora como material de preenchimento retrógrado, mas ainda não foi aprovada pela Food and Drug Administration dos Estados Unidos.[5]

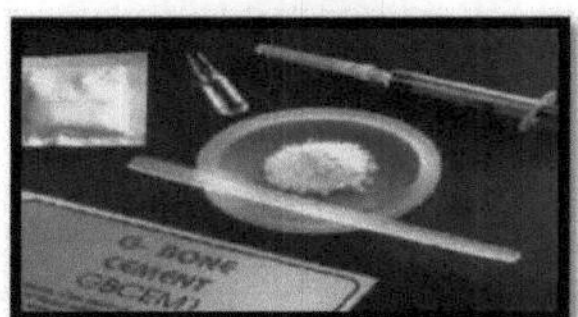

Fig.40. Cimento ósseo de fosfato de cálcio

Cavit

Cavit foi introduzido como um material de preenchimento temporário feito de óxido de zinco e sulfato de zinco sem eugenol. Cavit é macio quando colocado no dente e subsequentemente sofre uma fixação higroscópica após permeação com água, dando uma expansão linear elevada (18%). Este facto justifica a sua utilização como material de obturação radicular.

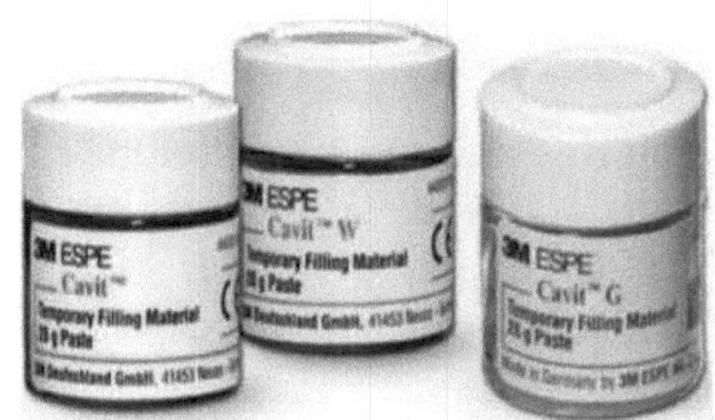

A avaliação da capacidade de selagem da amálgama, do cavit e do cimento de ionómero de vidro revelou que o cavit tinha uma melhor selagem do que a amálgama, mas a selagem era inferior à da amálgama. No entanto, noutros estudos, o cavit demonstrou apresentar uma maior fuga do que o IRM. Verificou-se que é solúvel e se desintegra rapidamente nos fluidos dos tecidos. Os estudos de biocompatibilidade com cavit são contraditórios, mostrando que é tanto tóxico como não tóxico. Tendo em conta estes estudos, não se pode aconselhar a utilização do cavit como material de obturação da extremidade radicular.[5,6]

Cimento de policarboxilato de zinco

Foi introduzido por Smith em 1968. O cimento de policarboxilato de zinco consiste num pó com óxido de zinco modificado com cargas e um líquido constituído por uma solução aquosa de ácido poliacrílico que, quando misturado e endurecido, forma um cimento de partículas de óxido de zinco dispersas numa matriz sem estrutura reticulada de policarboxilato de zinco. O pH do cimento é de aproximadamente 1,7, que aumenta rapidamente à medida que o cimento endurece. Apesar da sua natureza ácida inicial, tem sido relatada uma irritação mínima da polpa dentária quando colocado sobre a dentina adjacente ou utilizado como um tampão pulpar direto. Os policarboxilatos colocados nos sistemas de canais radiculares ou para além dos limites do ápice radicular apresentam uma resposta variada dos tecidos perirradiculares. Os estudos de fuga apical indicaram que os policarboxilatos, quando utilizados como obturações no extremo da raiz, apresentam níveis de fuga significativamente superiores aos da amálgama ou da guta-percha.

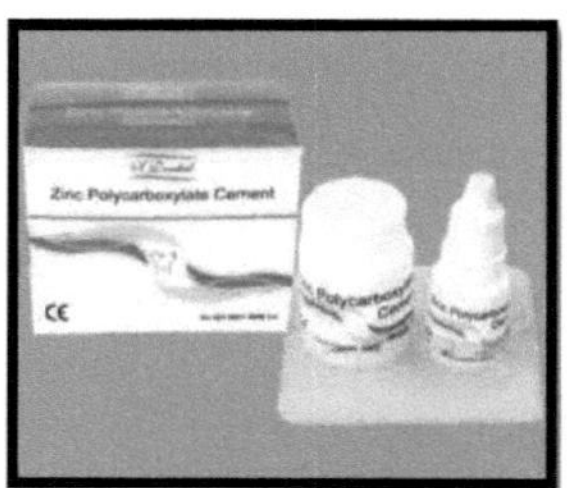

A capacidade de selamento do cimento de policarboxilato, tal como demonstrado por Barry et al. utilizando métodos de penetração de corante, é inferior à da amálgama.[11] Com base na sua fraca capacidade de selamento e na incerteza da resposta dos tecidos perirradiculares, a utilização de policarboxilatos como material de obturação da extremidade radicular é altamente questionável.[9] Poderá justificar-se uma avaliação mais aprofundada.[5]

Cimento de fosfato de zinco

Rhein, em 1897, utilizou cimento de fosfato de zinco juntamente com guta-percha para selar o sistema de canais radiculares antes da ressecção da extremidade da raiz. Em 1941, Herbert recomendou o fosfato de zinco misturado com timol em pó como material de obturação da extremidade radicular após a ressecção da extremidade radicular.

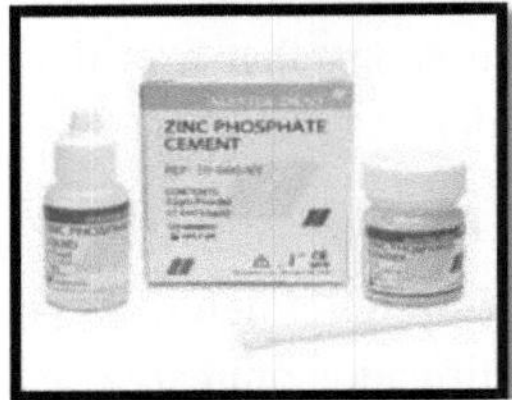

Fig.43. Cimento de fosfato de zinco

O fosfato de zinco, embora já tenha sido amplamente utilizado, não é atualmente um material preferido para o alvéolo radicular. A utilização do cimento de fosfato de zinco como material de obturação do alvéolo radicular não é preferida devido às seguintes razões

• Eles são solúveis, especialmente em ácidos orgânicos diluídos. Este seria um problema significativo em obturações de extremidades de raízes, particularmente com a presença de inflamação crónica nos tecidos perirradiculares.

• É irritante para os tecidos, especialmente na presença de bactérias.

• Estes cimentos são propensos a fugas e são afectados pela humidade durante a colocação.

Estudos demonstraram que a superfície dos canais preenchidos com guta-percha e cimento de fosfato de zinco era altamente porosa, especialmente na interface dentina-selante da guta-percha. A dissolução do fosfato de zinco foi evidente, servindo como um irritante perirradicular contínuo. Por isso, não é indicado como material de obturação de extremidades radiculares.[3]

Parafusos de titânio

Foi efectuado um estudo de parafusos de titânio como obturações retrógradas para comparar com a amálgama. A penetração bacteriana foi facilmente observada no primeiro dia nas obturações de amálgama, mas as bactérias penetraram nas obturações com parafusos de titânio após 2 a 7 dias. Os parafusos de titânio pareciam produzir uma vedação mais apertada do que a amálgama.[11]

Diaket:

O Diaket, que é normalmente utilizado como um selante de canal radicular, foi utilizado como uma obturação de extremidade radicular quando misturado numa consistência mais espessa. Como selante do canal radicular, demonstrou ser tolerado pelos tecidos. Stewart, em 1958, demonstrou que o Diaket é impermeável ao corante azul de metileno e não se dissolve nem é absorvido na presença de tecidos e fluidos perirradiculares. Como obturação de extremidades radiculares, a Diaket demonstrou ter qualidades de selamento superiores quando comparada com a amálgama. Diaket também apresenta uma boa resposta de cicatrização caracterizada pela aposição óssea, reformação do ligamento periodontal e deposição de novo cemento.[11] A Diaket (3M ESPE GmbH, Seefeld, Alemanha), uma resina polivinílica, tem sido defendida para utilização como material de obturação de extremidades radiculares. Quando Diaket foi utilizado como selante do canal radicular, os estudos de biocompatibilidade mostraram que era citotóxico em cultura de células e gerava inflamação crónica a longo prazo nos tecidos ósseos e subcutâneos. No entanto, quando misturado com a consistência mais espessa recomendada para utilização como material de obturação de extremidades radiculares, o Diaket demonstrou uma boa biocompatibilidade com os tecidos ósseos.[15]

MTA:

Informações gerais

Ao longo dos anos, têm sido utilizados vários materiais de obturação retrógrada, tais como amálgama de prata, IRM, ionómero de vidro e resinas compostas. No entanto, estes materiais mencionados não satisfazem os requisitos de um material de obturação ideal para o alvéolo radicular. O agregado de trióxido mineral (MTA) foi desenvolvido pelo Dr. Mahmoud Torabinejad e Dean J. White no início dos anos 90 como um potencial material de obturação do extremo da raiz ou como material de reparação para perfurações laterais da raiz. O agregado de trióxido mineral foi mais tarde aprovado pela Administração Federal de Medicamentos dos EUA e tornou-se comercialmente disponível em 1998 com o nome de produto ProRoot MTA (Tulsa Dental Products, Tulsa, OK, EUA) (Camilleri, 2008). No início, o MTA foi introduzido com a cor cinzenta (GMTA). No entanto, o GMTA demonstrou ter algum potencial de descoloração, uma vez que descoloria os tecidos sobrejacentes. Por conseguinte, o MTA branco (WMTA) foi desenvolvido e introduzido pela Dentsply Tulsa Dental em 2002 como uma alternativa estética ao GMTA. Foi efectuado um estudo por Matt et al. (2003) para comparar a fuga do WMTA com a do GMTA quando utilizados como barreiras apicais em ápices radiculares abertos simulados. O estudo concluiu que o GMTA tinha uma fuga significativamente menor do que o WMTA (Matt et al., 2004). No final de 2003, a Dentsply Tulsa Dental melhorou a fórmula do WMTA. Devido a este facto, estudos mais recentes concluíram que o WMTA é mais ou menos equivalente ao GMTA no que diz respeito a fugas (Ferris et al., 2004; Shahi et al., 2009).

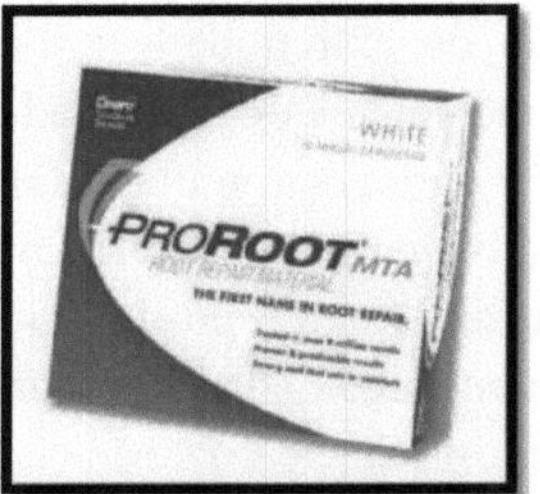
Fig.44. ProRoot MTA

As aplicações clínicas do ProRoot MTA incluem:

• Reparação de perfurações radiculares furculares e laterais.

• Reparação de reabsorções radiculares internas, terapia pulpar vital (capeamento pulpar direto, pulpotomia parcial e pulpotomia).

• Como tampão apical durante a cirurgia apical e como tampão apical em dentes não vitais com ápice aberto (Material Data Safety Sheet, 2002; Vosoughhosseini et al., 2008).

Em relação aos materiais de obturação radicular anteriormente referidos (amálgama de prata, IRM, ionómero de vidro e resinas compostas), o ProRoot MTA tem apresentado resultados favoráveis. As vantagens do ProRoot MTA como material de obturação radicular, em relação às outras alternativas mencionadas, incluem uma maior capacidade de selamento e uma melhor adaptação marginal. O ProRoot MTA também tem a capacidade favorável de endurecer em condições de humidade e os estudos mostram que o MTA tem um efeito antibacteriano e antifúngico.

No entanto, o ProRoot MTA tem as suas desvantagens: Contém arsénio tóxico, o material é caro, é difícil de manusear e tem um tempo de presa longo. Não existe solvente, pelo que a remoção do MTA é difícil.[16,17]

Propriedades químicas e físicas

O ProRoot MTA é um pó fino de partículas com propriedades hidrofílicas que se fixam na presença de água. De acordo com a Ficha de Dados de Segurança do ProRoot MTA, o MTA contém aproximadamente 75% de cimento Portland, 20% de óxido de bismuto e 5% de gesso em peso. Os principais compostos são o silicato tricálcico, o óxido de bismuto, o silicato dicálcico, o aluminato tricálcico e o sulfato de cálcio di-hidratado/gesso (Material Data Safety Sheet, 2002). O óxido de bismuto confere ao MTA o seu aspeto radiopaco nas radiografias.

A diferença química entre a WMTA e a GMTA foi investigada por Asgary et al. (2005) e Camilleri et al. (2005), tendo os estudos concluído que a WMTA contém quantidades significativamente menores de alumínio e ferro em comparação com a GMTA (Asgary et al. 2005; Camilleri et al. 2005). A cor cinzenta da GMTA é causada pela aluminoferrite de tetracálcio, que não existe na WMTA. Os principais compostos da GMTA são o silicato tricálcico, o silicato dicálcico e o óxido de bismuto. A WMTA contém principalmente silicato tricálcico e óxido de bismuto.

A presença de arsénio tóxico no MTA suscitou alguma preocupação relativamente à potencial toxicidade para o organismo, embora os estudos tenham concluído que a quantidade de fuga de arsénio para os tecidos circundantes é muito baixa. A baixa quantidade de fugas deve-se à insolubilidade do MTA, às pequenas quantidades utilizadas e ao facto de o óxido férrico no MTA ter um efeito estabilizador sobre o arsénio. A preparação do MTA é efectuada através da mistura de pó de MTA e água esterilizada numa proporção de 3:1. Atualmente, são utilizados dispositivos de transporte e do tipo seringa para administrar o agregado de trióxido mineral como material de preenchimento da extremidade radicular. O facto de o MTA endurecer com água como reagente permite que o MTA assente nas condições de humidade do corpo humano. Este facto confere ao MTA uma vantagem importante em relação a outros materiais de obturação do alvéolo radicular habitualmente utilizados.

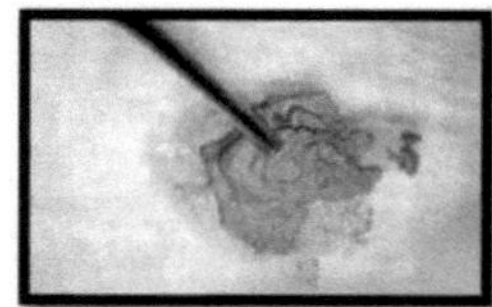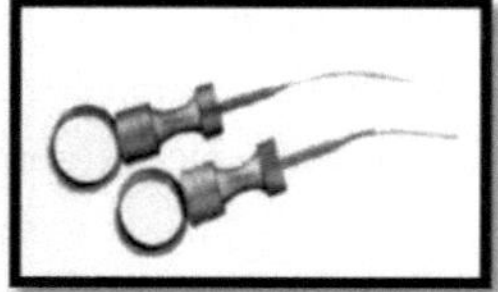

Fig.45. A, Mistura de MTA. B, Suporte de Dovgan

Quando hidratado, o pó fino forma um gel coloidal que se solidifica para formar uma forte barreira impermeável. O agregado de trióxido mineral requer um tempo de trabalho de cerca de 5 minutos. O tempo médio de presa é de aproximadamente 2 horas e 45 minutos, mas o tempo de presa pode variar dependendo de vários factores: O tipo de MTA utilizado (WMTA/GMTA); o local de deposição relacionado com o grau de humidade no local e o ar aprisionado durante a mistura. Em condições secas, o tempo de presa é prolongado e a fuga bacteriana é afetada negativamente. Esta barreira de MTA solidificado cura durante um período de quatro semanas. O longo tempo de presa pode ser considerado um dos principais inconvenientes do ProRoot MTA.

Em 2001, o MTA-Angelus foi introduzido no mercado odontológico brasileiro como uma alternativa ao ProRoot MTA (Orosco et al., 2010). A diferença química entre o ProRoot MTA e o MTA-Angelus é que o MTA-Angelus não possui sulfato de cálcio di-hidratado como um dos seus principais compostos (Material Data Safety Sheet

2005). Este facto dá ao MTA-Angelus um tempo de presa reduzido em relação ao ProRoot MTA (2 h e 45 minutos para o ProRoot MTA e 10 minutos para o MTA-Angelus). Um estudo in vitro que simulou a obturação da extremidade da raiz utilizando o ProRoot MTA e o MTA-Angelus demonstrou que não existe uma diferença estatisticamente significativa na capacidade de selamento entre os dois materiais.

Em 2004, surgiu no mercado dentário mais um material semelhante ao MTA - desta vez na Argentina. O novo material recebeu o nome de marca CPMTM (Egeo S.R.L., Buenos Aires, Argentina) e tem um tempo de presa de aproximadamente 1 hora.[5,6,16]

Adaptação marginal e capacidade de selagem

A adaptação marginal descreve o grau de proximidade e interação que o material de preenchimento cria com a parede da cavidade de um dente. Ao analisar a adaptação marginal, é comum utilizar a análise de Microscopia Eletrónica de Varrimento (SEM).

Vários estudos demonstraram que o MTA tem uma melhor adaptação marginal do que os cimentos de ionómero de vidro, SuperEBA, IRM e amálgama.

Um estudo recente de Munhoz et al. (2011) também avaliou a adaptação marginal do MTA em comparação com o selante AH-26 quando utilizado como uma obturação da extremidade da raiz. A adaptação marginal foi medida utilizando uma profilometria 3D e SEM. O estudo concluiu que o MTA tinha uma melhor adaptação marginal do que o cimento A-26. Poder-se-ia pensar que a adaptação marginal e a capacidade de selamento têm uma forte correlação. No entanto, estudos efectuados por Orosco et al. (2010) e Xavier et al. (2005) demonstraram que nem sempre é esse o caso. No estudo de Orosco et al. (2010), o CPMTM teve a melhor adaptação marginal, mas apresentou os piores resultados em termos de microfugas.

Uma revisão da literatura efectuada por Torabinejad & Parirokh analisou sistematicamente artigos de 1993 a 2009 relativos à capacidade de selamento e biocompatibilidade do ProRoot MTA. A revisão dividiu a capacidade de selamento do MTA em relação ao método de fuga utilizado.

Nos testes de filtração de fluidos, a revisão da literatura efectuada por Torabinejad & Parirokh concluiu que o ProRoot MTA é superior ao IRM, ao Super EBA e à amálgama. As experiências de fuga de corante, (Torabinejad & Parirokh) concluíram que o MTA é um dos materiais de obturação de extremidades radiculares mais resistentes à penetração de corante.

Foram efectuados poucos estudos sobre a fuga de proteínas no MTA, mas Valois & Costa (2004) verificaram que um tampão apical de 4 mm era significativamente mais eficaz do que um tampão apical de 2-3 mm. Um estudo realizado por Saqhiri et al.

(2008) sugeriu que havia menos fugas em amostras armazenadas a valores de pH mais elevados, em vez de num ambiente ácido. Outro estudo efectuado por Shahi et al. (2009) investigou a capacidade de selamento do MTA e do cimento Portland (PC), concluindo que o PC tem uma melhor capacidade de selamento do que o MTA quando utilizado para a reparação de perfurações furcas.

Biocompatibilidade

Uma vez que um material de obturação endodôntica da extremidade radicular entrará em contacto direto com o tecido humano, as propriedades de biocompatibilidade do material são motivo de preocupação. A revisão da literatura efectuada por Parirokh & Torabinejad afirma que vários estudos demonstraram que o MTA é um material mais biocompatível em comparação com o Super EBA, o IRM e a amálgama. Além disso, acredita-se que o MTA é um material bioativo com várias propriedades favoráveis, tais como estimular a formação de cemento e de tecido duro e ter um efeito antibacteriano devido ao seu pH alcalino.

Resultados clínicos

Kim & Kratchman (2006) fizeram um artigo de revisão sobre os conceitos e a prática da cirurgia endodôntica moderna e concluíram que o MTA era o material de obturação radicular mais biocompatível na época. Chong et al. (2003) compararam o IRM e o MTA como materiais de obturação radicular para avaliar a taxa de sucesso do MTA num estudo clínico prospetivo. A taxa de sucesso do IRM foi de 76% após 12 meses e 87% após 24 meses. Para o MTA, a taxa de sucesso foi de 84% após 12 meses e 92% após 24 meses. No entanto, não foram encontradas diferenças estatisticamente significativas entre os dois materiais de preenchimento. Saunders (2008) realizou um estudo clínico prospetivo utilizando o MTA como material de preenchimento da extremidade radicular. De um total de 276 dentes examinados, 163 apresentaram cicatrização radiográfica completa sem sintomas; 82 dentes não apresentaram sintomas, mas mostraram cicatrização incompleta; 31 dentes não apresentaram cicatrização. A taxa de sucesso, incluindo todos os dentes sem sintomas, foi de 88,8%.

Um outro estudo clínico prospetivo realizado por Lindeboom et al. (2005) avaliou o MTA e o IRM como selantes retrógrados em endodontia cirúrgica, examinando um total de cem dentes com uma única raiz. 50% dos dentes tratados com IRM e 64% dos dentes tratados com MTA apresentaram cicatrização completa. A cicatrização incompleta foi observada em 36% dos dentes tratados com IRM e em 28% dos dentes tratados com MTA. A cicatrização insatisfatória foi observada em 14% dos dentes tratados com IRM e em 6% dos dentes tratados com MTA. Não foram encontradas diferenças estatisticamente significativas entre os dois materiais de preenchimento.

Uma revisão exaustiva da literatura afirmou que as principais desvantagens do MTA incluem um potencial de descoloração, a presença de elementos tóxicos na composição do material, características de manuseamento difíceis, tempo de presa longo, custo elevado do material, ausência de um solvente conhecido para este material e a dificuldade da sua remoção após a presa.

8. Outras formulações de MTA

Foi desenvolvido um MTA experimental fotopolimerizável com propriedades semelhantes ao MTA e também com melhores propriedades de trabalho. Embora este material experimental apresente aparentemente características positivas, existem muito poucos estudos relativamente à sua biocompatibilidade. Têm sido propostas outras formulações de MTA com o objetivo de melhorar as suas propriedades físicas. Recentemente, uma nova formulação de MTA (Cimento Endodôntico Rápido) composta por cimento Portland em gel com água, sulfato de bário e um emulsificante, cuja função é melhorar as propriedades de manipulação, também foi experimentada. Um estudo avaliou a resposta do tecido subcutâneo de ratos ao cimento Fast Endodontic (CER, Cimento Endodontico Rapido) e ao Angelus MTA. Os resultados mostraram que ambos os materiais eram biocompatíveis e estimularam a mineralização.[16,17,19,21,22]

A cirurgia endodôntica mudou nos últimos anos. O uso rotineiro da amálgama como material de obturação da extremidade radicular diminuiu devido ao seu sucesso limitado em estudos clínicos e à preocupação com as reacções desfavoráveis dos tecidos. Vários outros materiais têm sido investigados clínica e experimentalmente. Existe a necessidade de avaliar a radiopacidade destes materiais mais recentes, especialmente se forem utilizados para preencher cavidades radiculares mais pequenas preparadas por ultra-sons.

O material de obturação ideal para o alvéolo radicular deve ter uma série de propriedades, incluindo radiopacidade para o distinguir das estruturas circundantes. Numa radiografia pós-operatória, é necessário assegurar que o material é

- No interior da cavidade
- Bem embalado
- Discernível da dentina e do material de obturação do canal radicular
- Distinguíveis das trabéculas ósseas sobrepostas

Depois de o material escolhido ter sido colocado na extremidade radicular preparada, o local da cirurgia é cuidadosamente irrigado para remover quaisquer partículas residuais da obturação da extremidade radicular. Todos os produtos de gaze e algodão são removidos e qualquer cera óssea é curetada até que a cavidade óssea esteja visivelmente limpa. Geralmente, a curetagem provoca alguma hemorragia recente no local da cirurgia. O retalho de tecido mole é examinado para detetar a presença de qualquer material estranho e é cuidadosamente reposicionado e mantido no lugar com gaze húmida, sendo as suturas colocadas.

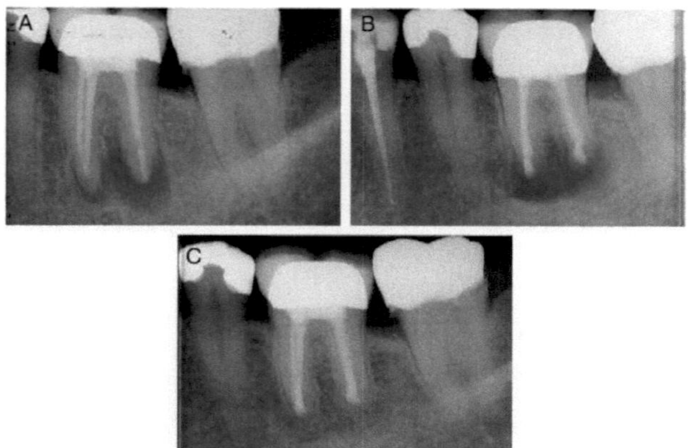

Fig.46. a) Radiografia mostrando uma lesão apical abrangendo ambas as raízes do primeiro molar. (b) A radiografia pós-cirúrgica demonstra que ambas as raízes tinham sido ressecadas e que tinham sido colocadas retropreenchimentos de MTA em ambas as raízes. (c) A radiografia de 1 ano mostra a resolução periapical completa da radiolucência periapical anterior, e na ausência de sinais e sintomas clínicos.

REFERÊNCIAS

1. Endodontia de Ingle, 6

2. Abordagens retrógradas na terapia endodôntica. Endod Dent Traumatology1991;Jun 7 (3):97-107.

3. Abhinav J.N. Materiais de obturação de extremidades radiculares. SCRIBD

4. Johnson. Considerações sobre a seleção de um material de obturação da extremidade radicular Oral Surgery Oral Medicine Oral Pathology, vol. 87,no. 4

5. Vasudev S.K et al. Materiais de obturação de extremidades radiculares - Uma revisão. Endodontologia, Vol. 15, 2003

6. Tsvetelina, Vladimir, Stefan, Georgi. Materiais de preenchimento de extremidades de raízes - RevisãoScriptaScientiCaMedicinaeDentalis, Vol. 1, 2015, 9-15

7. Sarkar H.K, Eyer.C. Corrosão do zinco em amálgama dentária. J Dent research 1982;61:228

8. Torabinejad M, Pittford T. Materiais de obturação de extremidades radiculares: Uma revisão. Endod Dent Traumatol 1996; 12: 161-178

9. A. Singhal, K. Khullar, A. Gurtu. Retrograde Materials: A Review. Jornal de Ciências Dentárias e Reabilitação Oral : outubro-dezembro de 2011

10. Apicoectomia com folha de ouro retrógrada: Uma nova técnica. NY State Dental J.1973 Jan:39(1)

11. Priyanka S.R, Verónica. Uma revisão da literatura sobre os materiais de preenchimento da extremidade da raiz. IOSR Journal of Dental and Medical Sciences, 2279- 0853, vol 9, issue 4 (Set.-Out. 2013)

12. Zhu, Q., R. Haglund, Adhesion of human osteoblasts on root-end filling materials". J Endod 2000 26(7): 404-6.

13. Parmar .N, Choksi. D. Materiais de obturação de extremidades radiculares: Revisão da literatura. Conversa sobre saúde, Jan-Abr 2014, vol 6

14. Chong B, Ford T. Materiais de obturação de extremidades radiculares: racionalidade e resposta dos tecidos. Tópicos de Endodontia 2005, 11, 114-130

15. Saxena P, Gupta S, Newaskar V. Biocompatibilidade de materiais de obturação de extremidades radiculares: atualização recente. RDE, junho de 2013

16. Biodentine como fiilamento de extremidades radiculares. Departamento de Odontologia Clínica, Faculdade de Ciências da Saúde, Universidade de Tromso, Noruega.

17. Parirokh, M. Torabinajed. MTA: Uma revisão exaustiva da literatura. JOE 2010;400-12

18. Torabinejad e Chivian. Aplicações Clínicas do Agregado de Trióxido Mineral. JOE vol 25, No. 3, março 1999

19. F. E. Bernabe. Avaliação histológica do MTA como material de obturação da extremidade radicular. International Endodontic Journal, 40, 758-765, 2007

20. Lolayekar N., Bhat S.S, Hegde.S. Capacidade de selamento do ProRoot MTA e do MTA Angelus simulando uma barreira apical de um passo. J ClinPediatr Dent, 2009; 33(4)

21. Orosco, F.A. Capacidade de selamento, adaptação marginal e sua correlação usando três materiais de obturação de extremidades radiculares como tampões apicais. Jornal de Ciências Orais Aplicadas16,50-4

22. Kim S, Kratchman. Conceitos e prática da cirurgia endodôntica moderna: A Review. J Endod, 2006 Jul;32(7):601-23

CAPÍTULO 7. NOVOS MATERIAIS DE RESTAURAÇÃO RADICULAR

Ceramicrete

Ceramicrete é um material aglutinante de cerâmica de fosfato inorgânico utilizado para encapsular resíduos radioactivos e perigosos. Trata-se de uma cerâmica de fosfato auto-soldante que se fixa através de uma reação ácido-base para formar uma fase de matriz cerâmica de fosfato de potássio e magnésio hexa-hidratado. As suas propriedades mecânicas foram melhoradas através da adição de whiskers de silicato de cálcio para produzir um material cerâmico de fosfosilicato. Foi introduzido um material dentário ou ósseo à base de betão cerâmico que continha pó de hidroxiapatite e cargas radiopacas de óxido de cério. Este material é biocompatível e radiopaco. Sabe-se também que o material liberta iões de cálcio e fosfato durante a presa. Foi efectuado um estudo in vitro para avaliar o material à base de Ceramicrete como material de selamento da extremidade radicular. Este estudo utilizou um pó à base de Ceramicrete misturado com água desionizada. Este estudo demonstrou que o Ceramicrete tinha uma radio-opacidade semelhante à da dentina radicular e a capacidade de selamento era superior em comparação com um grupo de SuperEBA e ProRoot MTA. Este excelente selamento apical foi atribuído à sua natureza impermeável e também à utilização de uma solução ácida de $MgH_2PO_4.H_2O$ como condicionador para remover a smear layer, o que se acredita ter melhorado a adaptação do ceramicrete à dentina. Após a imersão do material cerâmico de referência num fluido contendo fosfato (PCF), verificou-se a formação de fosfato dicálcico di-hidratado (DPCD) ou hidroxapatite na superfície. Isto deve-se à reação do dissilicato de cálcio do material cerâmico com o fosfato do PCF. Assim, o Ceramicrete apresenta uma potencial bioatividade. Foi efectuada uma comparação do selamento da extremidade radicular obtido com Ceramicrete, Bioagregado e MTA branco para estudar a prevenção da penetração de glucose. Tanto o Bioagregado como o Ceramicrete apresentaram uma capacidade de selamento semelhante à do MTA, com o Ceramicrete a apresentar resultados significativamente melhores do que o Bioagregado.[1,2]

Biodentina

O Biodentine é um material à base de silicato de cálcio introduzido em 2010 como material para tratamento de reparação de coroas e dentina radicular, reparação de perfurações, apexificações, reparação de reabsorções e obturações de extremidades radiculares. O componente principal é um pó de silicato tricálcico altamente purificado que contém pequenas quantidades de silicato dicálcico, carbonato de cálcio e um radiopaca. Num estudo in vitro para comparar a capacidade de selamento do MTA, do cimento de fosfato de cálcio e do Biodentine, o MTA mostrou o selamento mais elevado e a menor absorção de corante. O Biodentine mostrou um selamento ligeiramente inferior ao do MTA, mas superior ao do cimento de fosfato de cálcio. As propriedades interfaciais da interface dentina-Biodentine foram estudadas ao microscópio e foram detectadas microestruturas semelhantes a etiquetas. A consistência fluida do Biodentine penetra nos túbulos dentinários e ajuda nas propriedades mecânicas da interface. A investigação da bioatividade do Biodentine, do MTA e de um novo cimento de silicato tricálcico revelou que os três cimentos permitiram a deposição de hidroxiapatite na superfície. Isto mostra que os três materiais são bioactivos.[1,3]

O pó de Biodentine (Septodont, Saint Maur des Fosses, França) é composto principalmente por silicato tricálcico, carbonato de cálcio e óxido de zircónio como radiopacificador, enquanto o líquido de Biodentine contém cloreto de cálcio como acelerador de presa e água como agente redutor. O Biodentine mostra a formação de apatite após imersão em solução de fosfato, o que indica a sua bioatividade. A absorção de elementos (Ca e Si) na dentina do canal radicular foi considerada mais proeminente para o Biodentine do que para o MTA.

Numa avaliação comparativa da biocompatibilidade *in vitro*, o Biodentine provocou uma reação dos fibroblastos gengivais semelhante à do MTA. Ambos os materiais foram menos citotóxicos do que o GIC.[4]

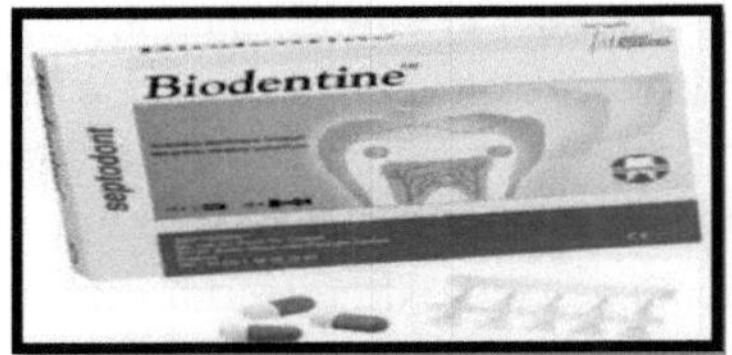

Fig.47. Biodentina

Bioagregado

O Bioagregado é um novo material biocerâmico para reparação de raízes e obturação de extremidades radiculares, composto por um componente em pó constituído por silicato tricálcico, silicato dicálcico, pentóxido de tântalo, fosfato de cálcio monobásico e óxido de silício amorfo e um componente líquido de água desionizada. Um estudo investigou a citotoxicidade e o efeito do Bioagregado na expressão de genes associados a minerais em células de osteoblastos. O Bioagregado demonstrou não ser tóxico para as células de osteoblastos e também demonstrou aumentar a expressão de genes para o colagénio tipo 1, osteopontina e osteocalcina, que são genes associados à mineralização em células de osteoblastos. Num estudo realizado para comparar a citotoxicidade do ProRoot MTA e do Bioagregado DiaRoot, o Bioagregado mostrou uma reação inflamatória e uma reação de corpo estranho significativamente melhores do que o grupo do MTA. Por conseguinte, o Bioagregado é mais biocompatível do que o MTA.

O efeito do Bioagregado e do MTA no crescimento das células da polpa humana e da PDL foi determinado através da análise das células cultivadas neste cimento, utilizando um microscópio de fase. Foi detectada uma zona de inibição na cultura de células da polpa e da PDL cultivadas com MTA. O bioagregado não mostrou nenhuma zona de inibição à volta do material. O bioagregado foi considerado não tóxico para a polpa humana e para as células da LDP. Leal et al. demonstraram que a capacidade de selamento do MTA branco e do bioagregado era semelhante na prevenção da penetração de glucose, mas ligeiramente inferior à do Ceramicrete. Foi efectuado um estudo comparativo in vitro da capacidade de selamento do Bioagregado Diadent e de outros materiais de obturação das extremidades radiculares (Guta-percha, amálgama, IRM, MTA branco) utilizando a técnica de penetração do corante azul de metileno. Os resultados mostraram que a microinfiltração foi significativamente menor no bioagregado quando comparado com a amálgama, o IRM e o MTA branco. A excelente vedação hermética do Bioagregado pode ser atribuída às suas partículas de tamanho nanométrico que aderem à parede dentinária e à sua natureza hidrofílica).[1]

O bioagregado parece ser uma versão modificada ou sintética do MTA original. De acordo com o fabricante, este material contém um pó branco puro biocompatível composto por nanopartículas de cerâmica e água desionizada. O bioagregado pareceu ser biocompatível em comparação com o MTA em células pulpares humanas, células PDL e células MG63.[4]

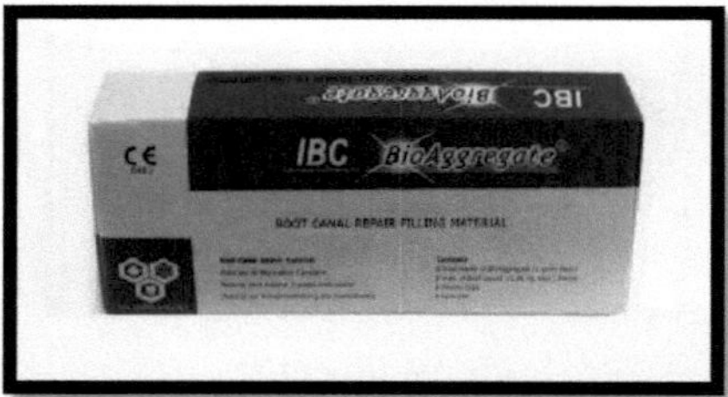

Fig.48. Bioagregado

Endosequência

O Endosequence Root Repair Material (ERRM) é um novo material biocerâmico constituído por silicatos de cálcio, fosfato de cálcio monobásico e óxido de zircónio. O ERRM é radio-opaco, biocompatível e bioativo. O seu pH elevado contribui para a sua atividade antimicrobiana. A bioatividade foi testada num estudo através da exposição do material do conjunto em solução salina tamponada com fosfato. Verificou-se a precipitação de estruturas cristalinas de apatite, o que é indicativo da sua bioatividade. Foi demonstrado que o ERRM tem uma citotoxicidade negligenciável e capacidade de induzir a expressão de citocinas semelhante à do MTA.[1]

Recentemente, a massa e a pasta de ERRM (Brasseler USA, Savannah, GA, EUA) foram desenvolvidas como materiais biocerâmicos pré-misturados prontos a utilizar, recomendados para a reparação de perfurações, cirurgia apical, obturação apical e capeamento pulpar. Tanto a massa como a pasta ERRM demonstraram uma biocompatibilidade *in vitro* semelhante à do MTA cinzento e branco (WMTA)[4]

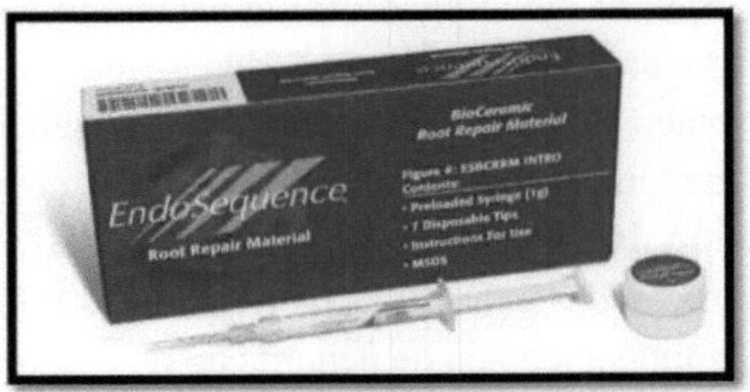

Fig.49. Endosequência

Massa biocerâmica iRoot BP Plus

O iRoot BP Plus (Innovative BioCeramix Inc., Vancouver, Canadá) é um cimento biocerâmico à base de água, totalmente sintetizado em laboratório. Afirma ser um material reparador mais conveniente, porque é uma fórmula pré-misturada hidráulica branca pronta a usar. Um estudo atual para verificar a citocompatibilidade *in vitro* da massa biocerâmica iRoot BP Plus concluiu que o iRoot e o MTA eram biocompatíveis e não induziam efeitos citotóxicos críticos.[4]

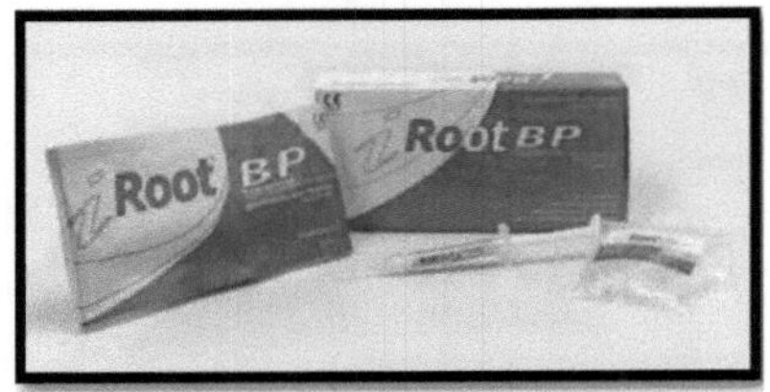

Fig.50. iRoot BP

Novo material de obturação da extremidade radicular

Foi introduzido um novo material de preenchimento de extremidades radiculares à base de resina (denominado Novo cimento resinoso, NRC). O NRC é um sistema em pó e líquido. O líquido é composto por metacrilato de hidroxietilo, peróxido de benzoílo, toluidina e sulfato de tolueno. O pó é feito de óxido de cálcio, silicato de cálcio e carbonato de trifenil bismuto. Um estudo determinou a citotoxicidade da NRC e concluiu que os resultados iniciais de biocompatibilidade da NRC são favoráveis para um material de obturação de extremidades radiculares. Um estudo recente *in vivo* concluiu que o NRC apresenta uma reação inflamatória moderadamente mais elevada do que o MTA, no entanto, a capacidade de reserva de cálcio do NRC pode contribuir para a mineralização dos tecidos.[4]

Materiais experimentais à base de aluminossilicato de cálcio

(1) EndoBinder

Um novo cimento endodôntico à base de aluminato de cálcio, denominado EndoBinder (Binderware, São Carlos, SP, Brasil), foi desenvolvido com o intuito de preservar as propriedades e aplicações clínicas do MTA, eliminando suas características negativas. O EndoBinder é produzido com alto grau de pureza, eliminando traços de óxido de magnésio (MgO) e óxido de cálcio (CaO) livres, responsáveis pela expansão indesejada do material, e de óxido férrico ($Fe2O3$), responsável pelo escurecimento dental. Dentre os materiais recentes, o EndoBinder apresentou reação tecidual satisfatória, sendo biocompatível quando testado em tecido subcutâneo de ratos.

(2) Generex A

O Generex A (Dentsply Tulsa Dental Specialties, Tulsa, OK, EUA) é um material à base de silicato de cálcio que tem algumas semelhanças com o ProRoot MTA, mas é misturado com géis únicos em vez da água utilizada no MTA. O material Generex A tem propriedades de manuseamento muito diferentes em comparação com o MTA. O Generex A mistura-se com uma consistência semelhante à da massa, tornando-o fácil de enrolar numa massa semelhante a uma corda, semelhante ao material de restauração intermédio.

(3) Capasio

O Capasio (Primus Consulting, Bradenton, FL, EUA) é composto principalmente por óxido de bismuto, vidro dentário e alumino-silicato de cálcio com um gel à base de sílica e acetato de polivinilo. Um estudo recente concluiu que o Capasio e o MTA promovem a deposição de apatite quando expostos a fluido de tecido sintético, tendo assim a capacidade de mineralização. Os mesmos investigadores concluíram também que, quando utilizado como material de obturação de extremidades radiculares, o Capasio tem maior probabilidade de penetrar nos túbulos dentinários. Outro estudo comparou o Generex A, o Generex B, o Capasio e o Ceramicrete-D (à base de fosfato de magnésio) utilizando osteoblastos primários. O Generex A foi o único material endodôntico de nova geração que suportou o crescimento de osteoblastos primários. Nenhum outro material, para além do MTA, facilitou a formação de nódulos. Apenas o Generex A e o MTA permitiram o crescimento e a proliferação celular ao longo da experiência.

(4) Ajuste rápido

Recentemente, o pó Capasio foi refinado e renomeado como Quick-Set (Primus Consulting), e o surfactante catiónico foi removido do componente de gel líquido, que se pensava interferir com a citocompatibilidade. Numa investigação contemporânea utilizando células semelhantes a odontoblastos, o Quick-Set e o MTA apresentaram perfis de citotoxicidade semelhantes. Possuem riscos toxicológicos *in vitro* negligenciáveis após a eluição dependente do tempo dos componentes tóxicos.

(5) Resina de polímero nanocomposto (PNC)

Os nanocompósitos são uma nova classe de compósitos que têm demonstrado um grande potencial. Um PNC é um termo generalizado para materiais poliméricos carregados com quantidades mínimas de nanopartículas, tais como argilas, nanotubos de carbono, etc., dispersas a uma escala nano. As resinas PNC, tais como o montmorilonato de amina C-18 (MMT) e o cloreto de vinil benzil octadecil dimetilamónio (VODAC) MMT, ambos contendo 2% de sal de diacetato de clorexidina hidratado, foram testadas quanto ao seu potencial como material de obturação de extremidades radiculares. O estudo de citotoxicidade que avaliou estas duas formas de resinas PNC não encontrou diferenças significativas entre o MTA, o Geristore e a resina PNC C-18 Amine MMT em amostras de 24 horas, 1, 2 e 3 semanas. As amostras eluídas da resina PNC VODAC MMT, no entanto, revelaram atividade citotóxica durante a maioria destas experiências.

(6) Novo material de preenchimento da extremidade radicular utilizando resina epóxi e cimento Portland (EPC)

O EPC, um novo compósito feito de uma mistura de resina epóxi e cimento Portland, foi considerado um material útil para a obturação de extremidades radiculares, com radio-opacidade favorável, tempo de presa curto, baixa microinfiltração e baixa citotoxicidade clinicamente aceitável.

(7) Cimento parcialmente estabilizado sem ferro

O cimento parcialmente estabilizado (PSC) é um material inovador preparado para resolver alguns dos inconvenientes do MTA. O PSC à base de cimento Portland com Zn foi sintetizado através da substituição do nitrato de ferro utilizando o processo sol-gel num só passo. As propriedades físicas e a biocompatibilidade do PSC com Zn foram consideradas favoráveis como um material de preenchimento ideal da extremidade radicular.

Polímero de óleo de rícino (COP)

O COP é obtido a partir de uma planta tropical comum, *a Riccinus Communis,* muito utilizada na medicina para próteses de substituição óssea, por ser biocompatível, não tóxica e de fácil manuseamento. Giovana Riberio de Martins et al. relataram que a penetração do corante do COP foi menor que a do GIC e do MTA, quando a profundidade do retropreparo foi de 1,5mm. No entanto, é necessária uma investigação in vivo para avaliar as propriedades físicas e biológicas do COP.[5]

REFERÊNCIAS

1. Priyanka S.R, Verónica. Uma revisão da literatura sobre materiais de preenchimento de extremidades de raízes. IOSR Journal of Dental and Medical Sciences, 22790853, Vol 9, Issue 4 (Set.-Out. 2013)

2. Divya .D, Roopa .R. Tudo bem quando acaba bem. Jornal de Ciências Odontológicas e Pesquisa Vol 5, Edição 2, set 2014

3. Biodentine como fiilamento de extremidades radiculares. Departamento de Odontologia Clínica, Faculdade de Ciências da Saúde, Universidade de Tromso, Noruega.

4. Saxena P, Gupta S, Newaskar V. Biocompatibilidade de materiais de obturação de extremidades radiculares: Atualização recente. RDE, junho de 2013

5. Parmar .N, Choksi. D. Materiais de obturação de extremidades radiculares: Revisão da literatura. Conversa sobre saúde, Jan-Abr 2014, vol 6

CONCLUSÃO

As restaurações da extremidade radicular, apesar de não serem muito recomendadas em tempos anteriores, desempenham um papel significativo no sucesso da cirurgia endodôntica. A técnica de retropreparação, os instrumentos utilizados para a retropreparação, o bisel da preparação da extremidade radicular, o material de restauração da extremidade radicular escolhido, todos desempenham um papel significativo no prognóstico final da restauração.

A introdução de técnicas ultra-sónicas e de instrumentos microcirúrgicos ajuda o operador a colocar as restaurações da extremidade radicular com a exatidão e precisão desejadas. Embora não tenha sido encontrado nenhum material que satisfaça todos os requisitos de um material de obturação de extremidade radicular ideal, existem dados suficientes que comprovam a utilização bem sucedida do Super EBA, IRM, etc. Com base na literatura e em estudos dentários, a amálgama dentária já não deve ser utilizada devido à sua fraca adaptação marginal, efeito citotóxico e selamento inadequado. O MTA continua a ser o material de eleição porque é não tóxico, não carcinogénico, biocompatível, dimensionalmente estável e tem uma elevada radioopacidade, boa tolerância tecidular e possível indução de tecido mineral. Foram discutidas as propriedades físicas, a capacidade de selamento, a biocompatibilidade e o desempenho clínico de potenciais materiais retrógrados. Os materiais MTA parecem não só demonstrar um comportamento biocompatível aceitável, como também exibem um desempenho biológico in vivo aceitável quando utilizados para obturações de extremidades radiculares.

Mas, como se costuma dizer que "há sempre espaço no topo", as deficiências do agregado de trióxido mineral, como o seu tempo de presa mais longo, o seu custo, etc., devem ser consideradas e devem ser melhorados os aspectos indesejáveis deste excelente material para que a sua utilização na endodontia seja bem sucedida e generalizada.

Os materiais recentemente introduzidos também demonstraram uma biocompatibilidade comparável com potencial para proporcionar um ambiente favorável às células, mostrando a proliferação celular e a capacidade osteogénica, mas são necessários mais estudos e ensaios clínicos.

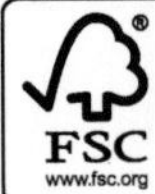

Printed by Books on Demand GmbH, Norderstedt / Germany